中庸的医学道理及实践

（第二版）

张宏恩　吴宝川　著

U0295346

上海交通大学出版社

内容提要

本书从道德修养至生活起居的各个方面系统阐述中庸医学的内在道理及实践方法，将中国传统医学养生学与现代心身医学、行为医学融为一体，从中国传统医学养生学的静神学派、动形学派、固精学派、调气学派、食养学派、药饵学派各有所长的观点中萃取精华，并把"静养""动养""按摩""咽津""六字诀"等内容有机融入相应章节，引用现代医学研究新成果辅以解析论证。文末介绍了中国传统医学养生学里有代表性的学派，以便有兴趣的读者追根溯源。

图书在版编目(CIP)数据

中庸的医学道理及实践/张宏恩，吴宝川著.—2版.—上海：上海交通大学出版社，2016

ISBN 978-7-313-12596-5

Ⅰ.①中⋯　Ⅱ.①张⋯②吴⋯　Ⅲ.①中国医药学-研究

Ⅳ.①R2

中国版本图书馆 CIP 数据核字(2015)第 015921 号

中庸的医学道理及实践(第二版)

著　　者：张宏恩　吴宝川
出版发行：上海交通大学出版社　　　　　地　　址：上海市番禺路 951 号
邮政编码：200030　　　　　　　　　　　电　　话：021-64071208
出 版 人：韩建民
印　　制：上海天地海设计印刷有限公司　经　　销：全国新华书店
开　　本：880mm×1230mm　1/32　　　印　　张：9
字　　数：231 千字
版　　次：2013 年 3 月第 1 版　2016 年 6 月第 2 版　印　　次：2016 年 6 月第 2 次印刷
书　　号：ISBN 978-7-313-12596-5/R
定　　价：28.00 元

第二版前言

《中庸的医学道理及实践》一书出版后，获得广大读者的喜爱和好评，且销售至香港、台湾等地区。本书已被中国国家图书馆、北京大学图书馆、北京大学医学图书馆、清华大学医学与生命科学图书馆、美国哈佛大学燕京图书馆、普林斯顿大学东亚图书馆、麻省理工学院图书馆、英国牛津大学中国研究所图书馆、英国剑桥李约瑟研究所图书馆收藏，我国南方医科大学将该书列为参考教材。对此我们感到欣慰，深受鼓舞。随着时间的推移，新的科研成果不断呈现，我们的思索也从未间断。我们在原书的基础上进行了补充和完善，增添了许多内容和医学模式图，使内容更丰富，视角更全面，医学道理更易于理解。

在道德篇中，增添了"诚信"一节。"诚之者，人之道也"，"与国人交，止于信"，"言必信，行必果"。诚信体现了一个人的基本素质和优良品质，是道德不可或缺的重要组成部分。

在疾病防治篇中，对人体各系统的解剖生理进行了简明扼要的描述，并附解剖模式图，便于读者理解各种疾病的发病机理。在各类疾病防治中添加了药物治疗原则。此外，还增加了慢性心功能不全一节。

人要保持健康的体魄，首先要有高尚的道德。心态宜平，情绪宜稳，"神清意平，脏腑皆宁"。人体的生命活动，处处体现着中庸。各项生化指标都有一定的正常范围，过高或过低均为异常。人的日常生活行为，也应遵循中庸原则，凡事但求不偏不倚，恰到好处。愿本书对各个年龄段读者的道德健康、心身健康、人际关系和谐等诸多方面有所帮助，诚祝朋友们生活幸福安康。

本书内容作为西藏民族大学重点学科"医学免疫学"研究部分之一，并获西藏民族大学的西藏自治区高等学校生命科学基础研究重点实验室资助，在此致以诚挚感谢。

作　者
2015 年 10 月

序

　　我是一个常被病苦折磨的人，不期然而过古稀，又不期然而到望八。因此我常想，像我这样的人，广而言之，所有的人，在青少年时期就能得到一本普及性的有关医学养生的保健读物，天天像《三字经》那样口诵心惟，身体力行，那就会大大减少病苦的折磨；在现代医疗条件下，活到百岁以至百二十岁，也就是轻而易举的事了。

　　这样一件功德无量的事，终于由两位资深的教授、主任医师张宏恩与吴宝川完成了，这就是奉献在大家面前的《中庸的医学道理及实践》一书。我细读之后不禁击节赞叹：恨不相逢少年时！

　　这本书首先是帮助我们抓住了人一生中保命全形的根本纲领与指导思想。

　　中华养生文化典籍繁多，专著以及散见于各类著作中的片段论述，可说难以数计。而作者却能于浩瀚的文献中剔抉出"精、气、神、形"四大根本，以此为纲领，引导人们在四养上下功夫，这确实是难能可贵的。试想，一个人从少到壮，从壮到老，都能精充、气足、神旺、形全，其幸福的程度超过亿万富翁，可能一点也不为过。

作者又把"中庸"提出来作为整个养生的根本指导思想，也是独具慧眼的。"中庸"是古代中国哲学有特色的命题之一，至今仍具有现实指导意义。按事物的本性来说，总是要走极端的；而它却是一堵坚实的防火墙，表明了人类对抗自然本性的自觉。倘能事事中庸，处处中庸，见好就收，见坏即止，那精充、气足、神旺、形全就不难实现了。

其次，更由于作者谙熟西方保健典籍，把西方的最新研究成果，诸如心身医学、行为医学等方面的有关论述，与中华传统养生理论有机结合起来，以此作为全书构架，向读者展示了一个由情志、日常行为、生活习惯诸多方面组成的生活方式，告诉我们如何从良好的生活方式中去求得健康。离开良好的生活方式，单纯讲医疗服务，那是舍本逐末的。另方面，中华传统养生理论的许多命题也获得了实证性的解释。这样，普及性与学术性相结合，不仅成了本书的一大特色，也使它具有了更高的品格。

再次，作者善于选用中外的养生保健格言警句。中外养生保健格言警句的集锦，成了本书的一大亮点。这些格言警句是人们世代养生经验的凝结，其中有不少闪耀着智慧的光芒。有好些读起来朗朗上口，易诵易记；这也就便于人们每日每时提醒告诫自己，从而使之与自己的行为化而为一，进而成为良好的保健习惯。

这样说来，这本书少说也是数十万字的厚本儿著作了，然而它却篇幅短小，言简意赅，达到了少而精的完美境地。它既有知识内容与操作技术作为丰富的肌肉，又有理论支柱作为强健的骨骼。这可说是它的第四个特色了。

　　总之，这是一本既具中华养生文化特色、又以中西合璧见长、便于向社会人群普及的好书。

　　读了我这些权当序言的认识与体会，有的读者可能要问：您老怎么光说优点，不说缺点呢？

　　那么我恭敬地回答说：第一，我这不是做学术鉴定；第二，我不是这方面的专家，也没有资格做。不过，还是俗话说得好，"不怕不识货，只怕货比货"。试把这书跟市场上热销的养生保健读物一比，其高低读者自会有公平的评判。

程福宁

2012 年 10 月于咸阳

自　序

　　天理精深,有道可循。孔子嫡孙子思作《中庸》,宋代儒学大师程颐注曰:"不偏之谓中,不易之谓庸。中者天下之正道,庸者天下之定理。"养生的真谛是"中庸之道"、"中正和平"。"中"就是不偏不倚,无过无不及;"庸"就是平平常常。中国传统医学养生学认为:"中之得,则五脏宁","能中和者必久寿","以中制外,百事不废"。英文将"中庸"译为 golden mean(黄金般的中间值)。"中庸"确为健康长寿的黄金法则。

　　世界卫生组织(WHO)对健康的定义是:"躯体、心理及社会适应的良好状态"。该组织在 1989 年又补充:"以上三个方面加上道德健康才是全面健康。"也就是说,健康不仅涉及人的机体和心理,而且涉及道德。生理健康、心理健康、道德健康,三方面共同构成健康的完整概念。中国传统医学的阴阳五行学说认为:身体是一个整体,五脏六腑都是在"心"的主导下,相生相克,相辅相成。现代医学已揭示,全身各系统均在大脑的指令下统一协调运转。古人云:"百病起于情,情轻病亦轻。"现代心身医学指出:精神活动对人的健康尤为重要,各类疾病的发生、发展及康复均与心理状态密切相关。中国传统医学养生学认为:"起居适,饮食节,寒暑适,则身利而寿命益",而这也正是现代行为医学的研究课题,正如世界卫生组织前总干事中岛宏博士所说:"世界上绝大多数影响健康和使人过早夭亡的问题,都可以通过改变人们的行为来防止。只要改变一下生活方式,死亡率可降低50%。"

至于寿限的概念,古人讲:"上寿百岁,中寿八十,下寿六十。"古代又有"上寿百二十,中寿百岁,下寿八十"的记载。根据生理学原理,哺乳动物的寿命是其生长期的5倍至6倍。人的生长期是以最后一颗牙齿长出来的时间(20~25岁)来计算的,因此人的寿命本应介于100岁至150岁之间。现今公认的人的寿命的理论值是120岁,然而现实却与此相去甚远。尽管随着生活条件的改善、医学科学技术的发展和医疗保健措施的日益完善,人的平均寿命在不断提高,但统计表明,目前多数人的寿命在70岁到80岁之间,离120岁还有相当差距。

古人云:"人为万物之最灵最贵者","天地之间人为贵,头像天兮足像地","天覆地载,万物悉备,莫贵于人"。莎士比亚说:"人是宇宙之精华,万物之灵长。"老子云:"治人、事天,莫若啬。""啬"即珍惜爱护,其意为修身治国没有比珍惜爱护更重要的了。在第71届奥斯卡颁奖典礼上,《美丽的人生》获得最佳外语片奖,其片名源于苏联政治家托洛茨基的一句话。他在流亡墨西哥时,预感到自己将遭不测,望着花园中的妻子,喃喃自语:"无论如何,人生是美丽的。"只有一次的生命,是人生最宝贵的财富,不论生命有多长多短,我们都应无比珍惜。要记住,我们只活这一生,一定要珍爱生命,珍视健康。

著名文学家高尔基说:"每一个老人的死亡,等于倾倒了一座博览库。"健康是人生第一财富,没有健康,一切都是浮云。心身健康才能让生活有意义，才能使生命延长。如何养生、提高生活质量、延缓衰老进程，成为人们非常关注的课题。人的健康寿限既取决于先天即遗传基因，又取决于后天的个人行为及环境。古代著名医学家张景岳说："先天强厚者多寿，先天薄弱者多夭，后天培养者更寿，后天斫削者更夭"；"先天之强者不可恃，恃则并失其强矣；先天之弱者当可慎，慎则人能胜天矣"，即人的寿命长短与先天禀赋的强弱和后天的养护都密切相关，由于先天是自己不能左右的，后天的养生之道便成为延年益寿的关键。现代医学正在研究寿限基因。2013年英国《自然》杂志刊登一项研究称，人的寿命受母系遗传影响更大，因为线粒体中的一些基因变异会影响后代的寿命，而线粒体基因组只属于母系遗传。2013年刊登在美国《医学日报》上的一项国际性研究进一步发现，如果父母长寿，那么孩子患癌的几率也会比其他人低24%。英国埃克塞特大学、美国密歇根大学、爱荷华大学和法国国家健康与医学研究院的研究人员共同进行了这一研究。他们选取了参与美国人口健康与退休状况调查的9764人的数据进行分析，并做了家访，这些志愿者的平均年龄为70岁。结果发现，如果父母都能活过65岁，那孩子长寿的几率也较高。如果志愿者的母亲活过91岁，父亲活过87岁，这些志愿者年老后患癌症、糖尿病或中风的几率都大大下降。研究者认为，除了遗传，长寿父母的饮食和作息习惯更健康，很少吸烟和酗酒，这些都让孩子们从小从中受益。人们要珍惜先天，重视后天，学习养生知识，"与其救疗于有疾之后，不若摄养于无疾之先"。人从青少年时代起，就应该懂得如何做人，如何养生。保持健康，不需要花费太多,而挽救健康,其代价却是昂贵的。

　　我们在《中庸养长寿》一书中,以中西医结合的方式阐明:"中庸"正是养生之至理。这本书已被美国哈佛大学的燕京图书馆和普林斯顿大学的东亚图书馆收藏。我们在此基础上,又撰写《中庸的医学道理及实践》,将写作宗旨定为:帮助各个年龄段的朋友们知道,在从少年至老年的人生跨度里,应该如何做人,如何养生。我们以更加丰富的内容和更加宽广的角度,从道德修养至生活起居的各个方面系统地阐述中庸医学的内在道理以及实践方法。我们将中国传统医学养生学与现代心身医学、行为医学融为一体,从中国传统医学养生学的静神学派、动形学派、固精学派、调气学派、食养学派、药饵学派各有所长的观点之中萃取精华,并把"静养""动养""按摩""咽津""六字诀"等内容有机地融入相应章节,引用现代医学研究新成果辅以解析论证。我们基于数十年医学教学和临床诊疗经验,对常见疾病的心理及行为防治方法进行深入浅出、明确实用的讲解,让读者既了解患病机理,又知道如何应对。我们从中国古代经典著作和《圣经》中精选的至理名言伴随全文,时时提醒读者。文末精选介绍中国传统医学养生学里有代表性的学派,以便有兴趣的读者追根溯源。

　　衷心盼望这本书对各个年龄段的读者都有所裨益,诚祝朋友们健康长寿。

作　者

2012 年 6 月于陕西咸阳

2015 年 10 月增补

目　录

第一篇 道 德

自古以来,道德修养被列为摄生之首务,"百行德为首,百善孝为先","善养德者必长寿","德是人性的根本,乐是德性的花朵","有德则乐,乐则能久"。孔子说:"德不孤,必有邻。"道德高尚的人,不会孤独,会有许多朋友。"君子怀德","大德必得其寿"。每个人对家庭、社会、国家要尽到自己的责任,必须在道德方面加强修养,才能成为一个正直的人,一个有用的人。有了良好的道德,才会有好的心境,才能是一个身心健康的长寿之人。孔子又说:"中庸之为德也,其至矣乎。"即就道德而言,"中庸"是最高的精神境界。

曾子在《大学》里说:"是故君子先慎乎德,有德此有人","德者本也"。孔子的学生子贡赞誉孔子:"夫子温、良、恭、俭、让以得之。"孔子温和、善良、恭敬、节俭、谦让的品德,深得人们的敬重和信赖。孟子提出人生在世要有"四心":恻隐之心(仁)、羞恶之心(义)、恭敬之心(礼)、是非之心(智)。孟子以此处世之道修身养生,在两千多年前的战国时期活了84岁,可谓高寿矣。老子云:"重积德,则无不克","含德之厚,比于赤子。毒虫不蛰,猛兽不据,攫鸟不搏。"也就是说,道德深厚的人,就像母亲怀抱中的婴儿,毒虫不蛰他,猛兽不咬他,凶鸟不伤他。正如《左传》中所说："有德不可敌。"《尚书·周官》里写道："作德，心逸日休。"逸即安逸；休，意为喜庆、顺和；这句话的意思是说，积德做好事的人，心地坦然，无忧无虑，事情一天比一天顺心。

英国文学家莎士比亚说："生命苦短，只有美德可以传至万代。"英国作家克汀伦说："美德产生自信，自信产生热诚，热诚可征服世界。"巴西医学家马丁斯对长寿老人经过 10 年观察研究发现，约 90％ 的长寿老人都是德高望重的。

世界卫生组织提出的健康标准中，除了躯体健康外，还要有：①良好的个性——温和、坦荡、坚强；②良好的处世能力——能客观处理事由，适应复杂多变的社会环境；③良好的人际关系——待人宽厚，助人为乐。《圣经》里说："凡事谦虚、温柔、忍耐，用爱心互相宽容，用和平彼此联络"，"圣洁蒙爱的人，就要存怜悯、恩慈、谦虚、温柔、忍耐的心"。

道德高尚者具有与人为善的品行，遇事常为他人着想，很少为自己的名利与别人相争，办事出于公心，敬老爱幼，尊重他人，也受到周围人的尊敬，所以他心境宁静，人际关系良好，心情舒畅。在这样的氛围中生活，大脑平静有序地支配着人体的各种生理功能，使其处于良性的运转中。心胸坦荡，光明磊落，无忧无虑，具有淡泊宁静的良好心态，吃得好，睡得香，免疫功能健全，自然就能健康长寿。

一、仁义

仁义就是仁爱、正义、有道德。所谓"仁"，就是人与人之间互相亲爱，《礼记》里说："温良者，仁之本也。"所谓"义"，就是合乎道德的道理和行为，做应该做的事。子思在《中庸》里说："知、仁、勇三者，天下之达德也。"即智慧、仁爱、勇敢，这三项是遍行天下的美德。孔子曰："知者不惑，仁者不忧，勇者不惧"，"君子坦荡荡，小人长戚戚"（即正人君子心地纯洁，胸襟宽广，而不讲仁义的小人经常忧愁哀伤），"君子成人之美，不成人之恶；小人反是"，"苟志于仁矣，无恶也"，"人而不仁，疾之已甚，乱也"。古人云："仰不愧于天"，"问心无愧亦为乐"，"性既自善，内外百病皆悉不生，祸乱灾害亦无由发作，此养生之大径也"，"信顺日跻，道德日全，不祈善而有福，不求寿而自延"（"跻"意为上升，这句话的意思是说，具有道德和正确信仰的人，福寿双全）。正如孔子所说："仁者寿。"

老子说："我有三宝，持而保之。一曰慈，二曰俭，三曰不敢为天下先。"老子又说："圣人不积，既以为人己愈有，既以与人己愈多。天之道，利而不害。圣人之道，为而不争。"即圣人不为自己积攒什么；既然一切都是为了世人，自己就愈发拥有了；既然一切都已给了世人，自己就愈发丰富了。上天的道，有利于天下，而不加害于天下。圣人的道，是为了世人，而不与世人相争。《战国策·赵策三》记载义士鲁仲连说："所贵于天下之士者，为人排患释难，解纷乱。"即高贵的品德是帮助别人排除忧患，解决困难。

人应该有一颗仁爱慈善之心，善待他人，善待自己，善待大自然。宜常行善事，助人为乐，帮人之困，济人之危。心存善良，就会与人为善，乐于友好相处，心中常有愉悦之感；心存善良，经常帮助他人，可让人心情舒畅，获得一种心理满足，常有轻松之感，始终保持泰然自若的心理状态，能强化人的免疫系统,提高机体的抗病能力,有助于身心健康,所以说仁义者长寿。

清朝人张潮说:"有力量济人,谓之福。"净空法师徐业鸿说:"能够时常存着帮助别人的心,就是修福。"付出什么,就会得到什么。时常为他人着想,当自己遇到困难的时候,自然也会有很多人来帮忙。"常将好事于人,祸不侵于自己";"去恶行善多积德,前程远大福满门","遇难不帮,有事悔";"福从细微的事情中酝酿,祸从轻忽当中崩发"。唐太宗说:"林深则鸟栖,水广则鱼游。仁义积则物自归之,人皆知畏避灾害,不知行仁义则灾害不生。"春秋时期齐国宰相管仲说:"善人者,人亦善之。"即我们善待他人,别人也会善待我们。美国作家怀思曼在《幸运背后的心理奥妙》一书中写道:"为什么幸运的人总能在困境中巧遇贵人? 因为他认识的人多,并且善待别人。"美国一所大学的研究结果显示,真正以友谊待人,65%~90%是可以引起对方友谊反应的。美国前总统里根说:"有一条古老的自然规律,就是你付出多少,就只能得到多少。"有一首诗写道:"一切的现在都孕育着未来,未来的一切都生长于昨天。"著名京剧《锁麟囊》颂扬一位善良的富家小姐慷慨助人,后来当她因洪灾一贫如洗时,因当年的善举而得到报恩和救助的感人故事。正如佛教禅宗五祖弘忍所说:"有情来下种,因地果还生。无情亦无种,无性亦无生。"

《圣经》里说:"少种的少收,多种的多收","无论何人,不要求自己的益处,乃要求别人的益处","你手若有行善的力量,不可推辞,就当向那应得的人施行";"怜悯贫穷的,这人有福";"心存刚硬的,必陷在祸患里";"有施散的,却更增添;有吝啬过度的，反致贫乏。好施舍的，必得丰裕；滋润人的，必得滋润"；"你也必明白仁义、公平、正直，一切的善道。智慧必入你心，你的灵要以知识为美。谋略必护卫你，聪明必保守你"；"要离恶行善，寻求和睦"；"你要离恶行善，就可永远安居"；"仁慈的人，善待自己；残忍的人，扰害己身"；"恳切求善的，就求得恩慧；惟独求恶的，恶必临到他身"；"恒心为义的，必得生命；追求邪恶的，必致死亡"；"义人不遭灾害，恶人满受祸患"；"以恶报善的，祸患必不离他的家"；"施恩与人，借贷与人的，这人事情顺利"；"他终日恩待人，借给人，他的后裔也蒙福"。

美国《科学》期刊报道，科学家们对 423 对中老年夫妇进行的长达 5 年的调查研究发现，给予别人帮助确实对自己的健康大有益处，经常给予别人物质上的帮助，能使自身的死亡率降低约 42%；而经常给予别人精神上的支持，也能使自身的死亡率降低约 30%。美国加利福尼亚大学圣地亚哥分校医学院的一项研究显示，同情心与年老时的健康状况及幸福有关，缺乏慈悲心会让晚年生活变得寂寞孤单，严重者还可陷入孤立状态中。加利福尼亚大学圣地亚哥分校精神医学教授艾勒(Lisa Eylir)博士说："如果我们能培养人们的慈悲心，就能增进他们的健康与幸福感，甚至使他们更长寿。"英国埃克塞特大学(University of Exeter)的理查兹(Suzanne Richards)博士说："助人行为能降低忧郁，增加幸福感和降低死亡风险。"波士顿麻省总医院精神病学副主任弗里奇昂（Gregory Fricchione)说："'为他'行为能触发大脑中的'嘉赏电路'，让身体自然产生感觉良好的健康物质，如多巴胺和内啡呔。"美国凯斯西储大学(Case Western Reserve University)生命伦理学教授波斯特（Stephen Post）说："宅心仁厚、乐善好施者，其自身的社会适应能力、判断能力、正面情绪以及心态等都会提升。"加拿大内分泌专家赛里（Hans Selye）发现，凡是得到邻舍好感的人，在心理上和生理上都比那些自私贪婪的人好得多。美国密西根大学研究证实，定期抽时间做义工的人，能增进自己对人生的热爱，也增长自己的寿命。美国伊利诺伊大学（University of Illinois）研究发现，觉得自己与别人息息相关的人，比较心平气和，不矜不躁。医学研究证实，帮助别人对自己的健康有益。《圣经》里说："怜恤人的人有福了。"帮助可以用多种方式，例如了解、同情、怜悯及提供各种服务。无论以何种方式，在付出爱之后，自己会得到更多爱的回报。美国密歇根大学（University of Michigan）心理学家康拉斯（Sara Konrath）博士说："真心实意帮助他人可以增寿 4 年，给他人无私帮助可以激发自身体内的'护理行为系统'，进而降低压力激素，促进'亲密激素'等有益于身体健康的激素分泌。"纽约州立大学布法罗分校（State University of New York at Buffalo）的心理学家发现，慷慨的人早亡率更低。发表在《美国公共卫生期刊》上的研究成果显示，帮助他人（无论是帮忙跑腿办事，帮助照看孩子，或是让别人搭便车）能减轻压力，从而降低早亡的概率。研究员布朗说："看来我们要想增长寿命的话，不妨去尝试一下关心和帮助他人。"对他人多一点关怀，当你给他人温暖时，你自己会倍感温暖。人是互相依存的，互相帮助可消融困难，从困境中解脱，同时可获得精神上的温暖。帮助别人等于帮助自己。2012 年发表在美国《心理科学期刊》上的一项研究成果显示，回想自己的助人经历会让人感到无私和更想帮助人,激励自己继续这一善举,从而形成良性循环。

仁义之人遇事出于公心,淡泊名利,宁静处世,助人为乐。他们内心平静,不怀敌意,没有仇恨,朋友遍天下。现代医学研究证明,当人的心情平静快乐时,神经及内分泌系统运转正常,各个脏器之间配合协调,各项生理功能得以正常发挥,自身免疫力增强,疾病也就无生长的土壤,人自然就能健康长寿。

二、诚信

诚信即以真诚之心,行信义之事。"诚"即诚实诚恳,"信"即信用信任。诚信之人诚实无欺,讲求信用,言行相符,表里如一。

诚信是中华民族的传统美德。老子曰:"言善信";"信不足焉,有不信焉",即诚信不足,就会失去信任。《大学·中庸》中说:"诚之者,人之道也";"与国人交,止于信";"惟天下至诚为能化",即与人交往要讲诚信,只有真诚才能感化别人。"诚者物之终始,不诚无物,是故君子诚之为贵。"真诚要贯穿于一切事物的始终,没有真诚就没有万物。因此,君子以诚信为可贵的品德。"故至诚无息,不息则久,久则征,征则悠远,悠远则博厚,博厚则高明。"真诚的品德要永不停息,人生就会通达、博厚、高大、光明。

《论语》里记载孔子的学生子贡向孔子求教治理国家的方法,孔子回答:"足食,足兵,民信之矣。"子贡再问:"必不得已而去,于斯三者何先?"孔子回答:"去兵。"子贡进一步问:"必不得已而去,于斯二者何先?"孔子回答:"去食。自古皆有死,民无信不立。"孔子阐明一个道理:丰衣足食、兵强马壮,对于巩固政权都很重要,但最重要的是政府在民众中要有威信。必要时可以裁军、节食,只要人民相信政府,就能克服各种困难。孔子还说:"益者三友:友直,友谅,友多闻,益矣。"即与真诚坦荡、宽容大度、见多识广的人交朋友,受益良多。"言必信,行必果",即要讲信用,承诺要办的事情,就应该去办。

《圣经》里说:"诚实人必多得福";"慈爱和诚实彼此相遇,公义和平安彼此相亲";"不可使慈爱、诚实离开你,要系在你颈项上,刻在你心版上";"口吐真言,永远坚立;舌说谎话,只存片时","你们愿意人怎样待你,你们也要怎样待人"。只有真诚地对待别人,别人才能真诚地对待你。

诚信体现一个人的基本素质,也是待人接物必须具备的品格。孙中山先生说:"感化人最要紧的就是诚。"诚恳待人,才能取得信任,才会有众多朋友相互支持,事业才能成功。不讲诚信的人,终将落得众叛亲离,孤家寡人,一事无成。面对当今重利轻义的现象,倡导诚信更具有现实意义。另一方面,对于不了解的人及五花八门的信息,不能轻信,要谨慎分辨真伪,以防上当受骗。

三、礼仪

《论语》里说:"君子敬而无失,与人恭而有礼,四海之内,皆兄弟也","恭而安","居处恭,执事敬","礼之用,和为贵","恭近于礼,远耻辱也"。孔子劝诫人们要"克己复礼","非礼勿视,非礼勿听,非礼勿言,非礼勿动","不知礼,无以立也",

"礼以行之,孙(逊)以出之","修己以敬","行笃敬","其行己也恭,其事上也敬","恭则不侮","君子博学于文,约之以礼","色思温,貌思恭,事思敬","君子泰而不骄,小人骄而不泰"。《曲礼》中说:"人有礼则安,无礼则危。"孟子云:"仁者爱人,有礼者敬人。爱人者,人恒爱之。敬人者,人恒敬之。"《左传》里说:"不忘恭敬,民之主也。"古语说:"身心严肃便是持敬,动作合宜便是集义","守礼莫若敬,守敬莫若静","恭敬别人就是庄严自己"。但礼仪也要适度,掌握分寸,不要过头,否则,就如孔子所说:"事君尽礼,人以为谄也。"

曾国藩遗嘱,实为对后人的忠告:"主敬则身强。内而专静统一,外而整齐严肃。人无众寡,事无大小,一一恭敬,不敢懈怠。"《忍经》里说:"仁足以长福而消祸,礼足以守成而防败。"《菜根谭》里说:"谨守人际应有的礼节、伦理,从言行举止、心思意念、角色本分做起,那将如春雨般滋润人的心田。"国学大师季羡林先生说得好:"富者有礼高质,贫者有礼免辱,父子有礼慈孝,兄弟有礼和睦,夫妻有礼情长,朋友有礼义笃,社会有礼祥和。"礼,就是对别人的尊重,没有礼貌,会惹来很多麻烦。国民党元老阎锡山在遗嘱中说:"义以为之,礼以行之,逊以出之,信以诚之,为做事之顺道。多少好事,因礼不周、言不逊、信不孚(fú,使人信服),致生障碍者,比比皆是。"美国报业大亨默多克(Rupert Murdoch)说:"优秀的人都善于团结人,而最能征服人心的力量,恰恰是对他人发自内心的尊重。"礼仪是一个人的风度和美德。人与人之间重视礼仪,相处才能和睦。良好的人际关系,有利于健康。

谦虚是中华民族的传统美德,能谦虚才能建立美满人生。

孔子云："敏而好学，不耻下问"；"三人行，必有我师焉"。老子云："以其终不自为大，故能成其大。"始终谦恭不自大的人，才会取得成功。《名贤集》里说："得荣思辱，处安思危。"《周易》书中说："劳谦，君子有终，吉。"即勤劳谦虚，君子对此保持到底，就吉利。常言道："满招损，谦受益"；"说话轻一点，微笑露一点"。不吝给人一抹善意的微笑，笑就是和煦的春光。英国诗人丹尼生（Alfred Tennyson）说："真正的谦虚，是最高尚的美德，也是一切美德之母。"

《圣经》里说："败坏之先，人心骄傲；尊荣以前，必有谦卑"；"骄傲来，羞耻也来，谦逊人却有智慧"；"人的高傲，必使他卑下；心里谦逊的，必得尊荣"；"骄傲在败坏以先，狂心在跌倒之前"；"未曾听完先回答的，便是他的愚昧和羞辱"；"柔和的舌头，能折断骨头"；"回答柔和，使怒消退"；"虚心的人有福了"；"谦卑的人必吃得饱足"。

美好人生的要诀之一是要常怀感恩之心，感谢生活，感谢大自然。一朵花会因一滴雨露鲜艳妩媚，一株草会因一缕春风摇曳多姿，一个人更应常思"受滴水之恩，当涌泉相报"。孔子曰："以德报德。"对他人给予的恩赐要充满感激之情并予以报答。感恩才会快乐，快乐才是生命的意义所在。道谢能给人增加喜悦，做起来并不难。道谢不但照亮别人，也光耀自己。不论在中国还是在外国，"谢谢你！"（"Thank you."）是人际交往中最常用的话语。日本一所幼儿园倡导：教孩子们学会笑眯眯，教他们学会说谢谢。美国《纽约每日新闻》2013年报道，美国心理学家研究发现，能够心存感激，经常说"谢谢"的孩子情商更高——机灵、热情、坚定、细心、更有活力，而且，这些孩子也更乐于帮助别人。在美国和加拿大，每年 11 月第四个星期四（美国）和 10 月第二个星期一（加拿大）为"感恩节"，原意是感谢上帝赐予的好收成，感谢印第安人对当初历尽艰辛到达美洲的英国人的帮助。现在引申为感谢给自己带来恩惠和帮助的所有人，如感谢父母的养育之恩，夫妻、朋友之间也不忘感恩。

仪表，即人的外在形象，宜端正、庄重、自然、公正。端正：站如松，坐如钟；庄重：不多言，不随便，不轻浮；自然：不勉强，不呆板，不拘束；公正：平和，中正，不卑不亢。古人云："貌端、神静、气和，乃富贵之基也。"大器之人，语气不惊不惧，性格不骄不躁，气势不张不扬，举止不惧不缩，静得优雅，动得从容，行得洒脱。

孔子云："文质彬彬，然后君子"；"君子正其衣冠，尊其瞻视"。有修养的人，穿戴整齐，目光注视前方。"临之以庄则敬。"端庄的仪表，可得到尊敬。"君子不重则不威。"不庄重，对方可能小视你。弟子们赞誉孔子："子温而厉，威而不猛，恭而安。"孔子既温和又严肃，庄重而不猛烈，恭敬而又安详。

《论语》里说："望之俨然，即之也温，听其言也厉。"古人说："行欲徐而稳，立欲定而恭，坐欲端而正，声欲低而和。"中国传统医学著作《小儿卫生总微论方》中写道："为医者，性存温雅，志必谦恭，动须礼节，举止和柔，无自妄尊，不可矫饰。"《圣经》里说："劝老年人要有节制，端庄，自守。"南开中学的容止格言是："面必净，发必理，衣必整，钮必结。头容正，肩容平，胸容宽，背容直。气象：勿傲，勿暴，勿怠。颜色：宜和，宜静，宜庄。"

培根说："一个打扮并不华贵却端庄严肃而有美德的人，

是令人肃然起敬的。有些老人显得很可爱,因为他们的作风优雅而美。"台湾学者叶曼在 97 岁高龄时曾说:"相由心生,一个人若是心灵清净,常怀喜悦,那么面容也变得安详静雅。"对人有礼貌,谦虚稳重,仪态端庄,常怀感恩之心,维系良好的人际关系,这种融洽祥和的氛围,让人心情舒畅,有利于身心健康。

四、忍让

老子说:"天下之至柔,驰骋天下之至坚";"天下莫柔弱于水,而攻坚强者莫之能胜";"天之道,不争而善胜,不言而善应,不召而自来"。孔子曰:"小不忍则乱大谋。"唐朝的大臣王守和对唐玄宗说:"臣闻坚而必断,刚则必折,万事之中,忍字为上。"清代的郑板桥说:"放一著,退一步,当下心安。"梁启超说:"君子接物,度量宽厚,犹大地之博,无所不载。"周成王说:"必有忍,其乃有济;有容,德乃大。"即必须有忍性,事情才能办成;有度量,道德才能高尚。要办大事的人,不计较小事;成就大业的人,不考虑琐碎。

《劝忍百箴·忍经》里说:"人所不能忍,争斗起大祸";"齿刚则断,舌柔则存。柔必胜刚,弱必胜强。好斗必伤,好勇必亡。百行之本,忍字为上"。又说:"忍之一字,众妙之门";"能忍则安,忍则不辱";"忍字敌灾星";"常持忍字免灾殃";"将愤忍过片时,心便清凉";"忍过事堪喜";"君子为人通脱,总是与人无争";"欲成大节,不免小忍";"能忍辱者,能立天下大事";认为"愤欲忍与不忍,便见有德无德",即能否忍也是道德修养高低的体现。

　　《左传》里讲:"一惭不忍,而终身惭呼?"一时一事不忍,可能终身都感到惭愧。释迦牟尼说"六度万行,忍为第一",即六种超度方式,各种行业中,忍为第一。《人趣经》云:"人为端正,颜色洁白,姿容第一,从忍辱中来。"忍可助人豁达,心情平静,机体内分泌系统功能处于良好状态,从而改善皮肤色泽及姿容。古人云:"守柔曰强";"气强者易灭";"百战百胜不如一忍,万言万当不如一默";"忍得一时之气,免得百日之忧"。人们还说:"事不三思终有悔,人能百忍自无忧";"忍一时风平浪静,退一步海阔天空";"待人退一步,爱人宽一寸,就会活得很快乐";"劝知音,忍为高,难忍能忍百祸消";"忍一句,一切是非自然去,息一怒,无量福田从此获"。苏轼在《留侯论》里说:"古之所谓豪杰之士者,必有过人之节。人情有所不能忍者,匹夫见辱,拔剑而起,挺身而斗,此不足为勇也。天下有大勇者,卒然临之而不惊,无故加之而不怒,此其所挟持者甚大,而其志甚远也。"

　　《圣经》里讲:"愚妄人的恼怒立时显露,通达人能忍辱藏羞";"愚妄人怒气全发,智慧人忍气含怒";"忍怒的人,止息纷争";"存心忍耐的,胜过居心骄傲的"。

　　在日常生活中,由于不能忍,为一些小事发生口角,大吵大闹,可导致血压升高,引起脑出血、心肌梗塞,甚至猝死,或大打出手,毁物伤人,酿成命案而受到法律制裁。

　　关于"让",古人这样说:"处世让一着为高,待人宽一分是福";"谦和辞让,敬人持己,可以延年";"欺人是祸,饶人是福";"人有不及,可以情恕";"处事须留余地,责善切戒尽言";"交绝不出恶声,莫谓桥崩路断";"凡事当留余地,得意不宜再往"；"忍则百恶自灭，容则祸不及身"；"处家贵宽容"；"饶人不是痴汉，痴汉不会饶人"；"饶人不是痴，过后得益处"；"得理要饶人，理直气要和"；"做事留一线，日后好见面"；"留得人情千日在，人生何处不相逢"。还有名言道："忍辱对治嗔（chēn，生气）恚（huì，怨恨），懂得涵容就是有福之人"；"吹毛求疵的人，必是烦恼之人；宽容大度的人，必是快乐之人"。北京潭柘寺的对联写道："大肚能容，容天下难容之事；开口便笑，笑世间可笑之人。"

《圣经》里说："要以恩慈相待，存怜悯的心，彼此饶恕"；"恭敬人，要彼此推让"；"倘若这人与那人有嫌隙，总要彼此包容，彼此饶恕"。《将相和》故事中的宰相蔺相如，以国家利益为重，深明大义，宽容大度，忍辱谦让，老将廉颇终于被感动，上门负荆请罪，之后两人携手为国效力。清朝康熙年间，宰相张英的家人，因为宅基地与邻居发生纠纷，写信求助，张英回复一首诗："千里修书只为墙，让他三尺又何妨。万里长城今犹在，不见当年秦始皇。"家人领会其意，让出三尺之地，邻居深受感动，也让出三尺之地，于是在家乡（安徽桐城）留下"六尺巷"的美名。

孔子曰："宽则得众"；"躬自厚而薄责于人，则远怨矣"，"夫子之道，忠恕而已矣"，即忠诚和宽恕是君子之根本。《圣经》里说："人有见识，就不轻易发怒"；"宽恕人的过失，便是自己的荣耀"；"遮掩人过的，寻求人爱；屡次挑错的，离间密友"；"恨能挑起争端"；"不要冒失出去与人争竞，免得至终被他羞辱，你就不知道怎样行了"。美国学者布雷特（Regina Brett）主张："原谅每一个人及每一件事。"谁都会做错事，要学会宽容、谦让和友爱。南非前总统曼德拉说："怨恨如同牢狱，原谅别人，等于升华自己……若不把悲痛和怨恨留在身后，那么我其实还在狱中。"《联合国宪章》序言中说："力行宽恕，彼此以善邻之道和睦相处。"这既适用于国与国之间，也适用于人与人之间。1995 年联合国成立 50 周年之际，联合国教科文组织总干事马约尔（Federico Mayor）以"宽容——全球安全不可或缺的要求"为题撰文，指出宽容是一种道德情操和政治义务。同年 11 月 16 日，联合国教科文组织第 28 届大会通过《宽容原则宣言》，将每年 11 月 16 日定为"国际宽容日"，时任联合国秘书长安南发表讲话指出："宽容是一种积极而正确的态度，倡导用关心取代冷漠与轻视，用了解取代盲目、无知和歧视。"

争论和争吵是不能忍让的一种表现。美国心理健康网站称，争吵不只给双方带来伤害，还可能伤害第三者。2013 年英国《电讯报》（Telegraph）报道称，一项研究发现，父母在婴儿面前争吵会给婴儿日后的大脑功能带来极不好的影响，即使是婴儿在睡眠中听到争吵声也会影响到他们大脑处理情感声调的方法。婴儿生长于争吵声中的家庭，经常暴露在生气的语调中，长大后容易变成情绪不安的人。争吵对任何一个年龄层都不是好事，中老年人更应该选择退让、妥协，获得清心、快乐。

怨恨使人失去欢乐，情绪低落，甚至痛苦万分，从而损害身心健康，而宽恕则能医治心灵的创伤。宽容别人，也给自己留下一片海阔天空。在社会交往中，吃亏、被误解、受委屈的事不可避免地会发生，面对这些，最明智的选择就是学会宽容和忍让。宽容是一种良好的心理品质，它不仅包含着理解和原谅,更显示着气质和胸襟、坚强和力量。忍让是一种成熟,是一种财富,拥有它等于掌握了一种取胜的本领。能忍让、宽恕者,心胸宽广坦荡。在基督教信仰里,忍耐是爱的一种表现,《圣经》里说:"爱是恒久忍耐,又有恩慈……不轻易发怒,不计算人的恶。"而《圣经》又告诫:"不喜欢不义,只喜欢真埋。"对大是大非要坚持真理,不能无原则地妥协,在处理时要讲究方式方法。

五、爱心

每个人都应怀有一颗爱心,关爱自己,关爱他人。人间最美是温情,人与人之间要互相关心,互相帮助,充满友情,充满友爱。一声轻轻的问候,一次贴心的关怀,能给人意想不到的温暖。"授人玫瑰,手留余香",给予比获取更能使人心中充满幸福感,在温暖他人时,也温暖了自己。生活的美好在于与人相处,快乐与友善犹如风中的花粉,带给别人一缕愉悦,你自己也暗香盈袖。爱心使人身心健康,爱心使人延年益寿。科学证明,爱对维护身体各系统的健康非常有益。医学博士伯尼·西格尔(Bernie Siegel)在《爱、医学与奇迹》(Love, Medicine, and Miracle)一书中说:"所有的疾病从根本上讲,都与爱的缺乏或者有条件的爱相关。所有的康复都与给予爱的能力和接受到无条件的爱相关,无条件的爱是对免疫系统最强有力的刺激因素。"

美国哈佛大学医学院的格兰特研究项目(Grant Study)始于 1938 年,耗时 75 年,花费 2000 多万美元,追踪 268 名哈佛精英,其目的在于求解"幸福密码",其结论是:"幸福就是爱",

既要爱别人,自己也要得到爱,这才是幸福。毕业于哈佛医学院的戈弗雷医生,从 19 岁到 82 岁是该项目的受试者,曾患严重的抑郁症,他 75 岁时说:"我慢慢意识到,只有爱才能使我变得坚强、完整。"美国华盛顿大学(Washington University)医学博士卢比(Joan Luby)在《美国国家科学院院刊》上刊载论文说,他领导的研究团队发现,那些得到母亲更多关爱的儿童,其人脑中的海马体比没有得到关爱的儿童的海马体平均大 10%。这些孩子未来在学习、工作及社会交往中都有更好的表现。医学统计表明,孤儿院里那些失去双亲抚爱的孩子,死亡率和痴呆率都很高。法国作家雨果说:"生活中最大的幸福,是坚信有人爱我们。"《圣经》诗篇里说:"我一生一世必有恩惠慈爱随着我。"

美国投资家巴菲特(Warren Buffett)在美国一所大学演讲时,一个学生问:"你认为什么样的人生才是真正的成功?"巴菲特没有谈到财富,而是说:"其实,你们到了我这个年纪的时候就会发现,衡量自己成功的标准,就是有多少人在关心你、爱你。"他道出了人生的真谛——金钱不会让我们幸福,幸福的关键是我们是否生活在爱的环境里。

老子说:"上善若水。"万物生长离不开水,水可使近乎干枯的禾苗重新焕发生机,变成一片绿地。人间也要充满爱,为遭遇不幸和困难的人奉献一片爱心,像水那样去滋润近乎干涸的心田。只要你心中充满爱,把爱化成行动的力量,在人们看似绝望的悬崖上,也能有意想不到的奇迹发生。一句问候,有时能挽回一条生命。在他人颠沛失意时,伸出援手,让春天阳光般的温暖融化冰封的苦困。每年 11 月 21 日为"世界问候日"，联合国还发行过一套"世界问候日"邮票，希望人们借助信件传递友爱，给每个人都带去一片好心情。

孝敬父母是中华民族的传统美德，"百善孝为先"。《论语》里说："孝弟也者，其为仁之本与！"（"弟"同"悌"，"与"同"欤"。）曾子在《大学》里说："为人子，止于孝；为人父，止于慈。"即做儿女的要尽到孝顺，做父亲的要做到慈爱。"慈母手中线，游子身上衣。临行密密缝，意恐迟迟归。谁言寸草心，报得三春晖。"孝敬父母是一个人义不容辞的责任，也是一个人道德修养的表现。人人是儿女，人人是父母。"不孝父母老时悔"，每个人都要走向衰老，人到老的时候也渴望儿女孝顺自己，当下孝敬父母也是为自己的儿女做榜样，即上行下效。《圣经》里说："义人的父亲，必大得快乐；人生智慧的儿子，必因他欢喜。你要使父母欢喜，使生你的快乐"；"要孝敬父母，使你得福，在世长寿"，"智慧子使父亲喜乐，愚昧人藐视母亲"，"虐待父亲、撵出母亲的，是贻羞致辱之子"，"咒骂父母的，他的灯必灭，变成漆黑的黑暗"，"戏笑父亲、藐视而不听从母亲的，他的眼睛必为谷中的乌鸦啄出来，为鹰雏所吃"。

通过对我国五个长寿地区的调查发现，这些地方乡俗民风都以孝敬父母为荣，老人们生活有保障，精神愉悦，自然有利于延年益寿。

《易经》里说："积善之家，必有余庆。积不善之家，必有余殃。"古人云："倘若以爱待人，以慈待人，则不惹祸伤身。"《圣经》里说："眼目慈善的，就必蒙福……心存刚硬的，必陷在祸患里"；"吃素菜彼此相爱，强如吃肥牛彼此相恨"；"要爱人如己"；"施比受更有福"；"爱慕长寿，得享美福"。

　　美国心理学家戴尔·卡耐基(Dale Carnegie)说:"你只有对周围的人怀着友好和健康的感情,才不会让孤僻、冷漠、寂寞给你带来无端的忧虑。"美国纽约的约翰·福西(John Forsey)教授说,当你表现出善意的举动时,大脑会释放出多巴胺,血液中复合胺的含量也会升高。带来的结果是更善于对付日常生活中的压力,睡得更香,不太容易得冠心病。美国前总统里根风趣地说:"如果你每天对妻子至少说一次我爱你,你将永远不会遇到麻烦。"让生活充满爱,让人人见到你都能展开笑容。

　　亲人之间要互相给予温暖和关怀,但若感情过深,平日里牵肠挂肚,离别时难分难舍甚至痛苦万分,都不利于身心健康。像对待所有事物一样,爱也要遵循中庸原则。古人说:"凡心有所爱,不用深爱。"孔子曰:"过犹不及",过了头,效果可能适得其反;要有禅宗所推崇的"花未全开月未圆"那种境界,花一旦全开,将会凋谢,月一旦全圆,将会缺损。清代学者李密庵作"半半歌",道尽半胜全的奥秘:"看破浮生过半,半字受用无边。半中岁月尽悠闲,半里乾坤宽展。酒饮半酣正好,花开半吐偏妍。帆张半扇免翻颠,马放半缰稳便。"对于子孙更不要溺爱,过分的疼爱对孩子成长无益。古人告诫:"爱之深,责之严会引来心怨。怨则恨生,虽父子兄弟夫妻之亲亦会离心,戒之戒之。"

　　爱要持之以恒,不要忽冷忽热,爱的表现也要得当。《圣经》教诲我们:"爱是恒久忍耐,又有恩慈;爱是不嫉妒;爱是不自夸,不张狂;不作害羞的事,不求自己的益处,不轻易发怒,不计算人的恶,不喜欢不义,只喜欢真理;凡事包容,凡事相信，凡事盼望，凡事忍耐。爱是永不止息。"如若人人都献出一份爱，世界就会祥和太平，人人也可尽享幸福安康。在奉献爱的同时，不求自己的益处，这样才会"修德不期获报，自然梦稳心安"。

第二篇　言　行

语言是人际交往的重要工具,用以表达意愿,交流思想,聋哑人也要用"哑语"进行沟通。人常说"鸟语花香",站在芬芳的花丛旁,可听到各种鸟儿用美妙的声音相互传递信息。许多动物用其独特的音调,表达其诉求。温情的言语,能增进人与人之间的友谊,使家庭和睦,有助于事业成功。不当的言语,可造成误会,惹是生非,使感情疏远。

行为是人在生活中的外在表现,是一个人的基本素质和道德修养的反映。稳重优雅的举止令人尊重,轻浮粗俗的行为令人不齿。每个人都要注重自己的一举一动。良好的行为举止,可营造轻松祥和的氛围;不良的行为则损坏健康,自毁形象,甚至招惹祸端。

孔子云:"君子欲讷于言,而敏于行";"多闻阙疑,慎言其余,则寡尤;多见阙殆,慎行其余,则寡悔。言寡尤,行寡悔,禄在其中矣"。意思是说,多听,有疑问的地方先予以保留,对其余无疑问的谨慎地说出,就能减少过失;多看,有疑问的地方先予以保留,对其余的无疑问的慎重地实行,就能减少悔恨。言语上减少过失,行为上减少悔恨。

唐太宗说"朕每思出一言,行一事,必上畏皇天,下惧群臣"，且时时以"常谦常惧，日慎一日"自警。他还说："言行，君子之枢机。"枢是门户的转轴，枢机是比喻事物运动的关键。《圣经》里说："我要谨慎我的言行。"在生活中，人的言行至关重要。良好的言行可带来快乐和幸福，不良的言行可招来痛苦甚至灾难，所以要谨言、慎行。

一、谨言

孔子曰："仁者，其言也讱（rèn：迟钝）。"即仁者说话谨慎。"察言而观色"，"未见颜色而言，谓之瞽（gǔ：瞎眼）"即如果不察看对方的面色表情就匆忙发言，就如同瞎子一样。孔子又说："知者不失人，亦不失言。"即有智慧的人懂得，可与言而不与之言，失人；不可与言而与之言，失言。《论语》里说："言不可不慎也。"老子说："多言数穷，不如守中"，"希言，自然"。《治家格言》里说："处事戒多言，言多必失。"古人说："不必言而言，是谓多言，多言招怨"，"祸莫大于多言"，"人之招祸，惟言为甚"，"唯口起羞"，即言语不慎，可招来祸端，招来羞辱。人们还常说："一言折尽平生福"，"话到口边留半句，理从是处让三分"，"省言以养气，多语则气乏"，"是非只为多开口，烦恼皆因强出头"，"口是祸门"，"水深流去慢，贵人话语迟"。吉恩·帕温说："等待是人们在日常生活中往往被忽略的策略。有时，缄口沉默一会儿，可能会产生不可思议的神奇效果。"

韩国前总统朴正熙当政时曾使韩国经济腾飞，人民收入翻了 20 多倍，但缺乏民主，对人粗暴。朴正熙指责情报部长时太过严厉，使后者恼羞成怒，掏枪向朴射击，犀利的语言招来杀身之祸。朴正熙的女儿朴槿惠，吸取她父亲的教训，秉守儒家"中庸之道",待人接物掌握分寸恰到好处,言语不多,语速不快,对人不显过分热情,也不显冷淡,彬彬有礼,赢得人心,2013年成为韩国第一位女总统。

荀子曰:"与人善言,暖若锦帛。与人恶言,深于矛戟。"《三字经》里说:"道人善,即是善;扬人恶,即是恶。"古人告诫:"山中有直树,世上无直人;莫信直中直,须防仁不仁";"子好直言,必及于难";"刀疮易受,恶语难消";"利刀割休疮犹合,恶语伤人恨不消"。佛教正弘法师说:"口说一句好话,如吐莲花;口说一句坏话,如吐毒蛇";"说好话结好缘,行好事心欢喜"。生活中应切记:"当路莫栽荆棘草,他年免挂子孙衣";"一句善言美语,即是天堂的花香;一声嗔恨恶语,即成地狱刀剑";"人能招惹祸害的,只有言语最厉害";"话多不如话少,话少不如话好";"莫说他人短与长,说来说去自招殃";"讲话厚道而不刻薄者,乃多福之人;讲话尖酸锋利者,乃薄福之人","静来常思己过、闲时莫论人非。恒记有益之语,罔谈非礼之言。"

《圣经》里说:"言语多,就显出愚昧";"寡少言语的有知识,性情温良的有聪明";"嘴上多言,乃致穷乏";"多言多语难免有过,禁止嘴唇是有智慧";"谨守口的,得保生命;大张嘴的,必致败亡";"愚妄人的口速致败坏","你们的言语要常常带着和气";"温良的舌,是生命树;乖谬的嘴,使人心碎";"良言如同蜂房,使心觉甘甜,使骨得医治";"口善应对,自觉喜乐;话合其时,何等美好";"一句话说得合宜,就如金苹果在银网子里";"说话浮躁的,如刀刺人;智慧人的舌头,却为医人的良药";"一句良言,使心欢乐";"义人的嘴,能令人喜悦;恶人的口,说乖谬的话";"智慧人的口,说出恩言;愚昧人的嘴,吞灭自己";"污秽的语言,一句不可出口,只要随事说造就人的好话,叫听见的人得益处","我口要说智慧的言语,我心要想通达的道理","淫词、妄语和戏笑的话,都不相宜,总要说感谢的话","一切苦毒、恼恨、忿怒、嚷闹、毁谤,并一切的恶毒,都当从你们中间除掉"。"你要除掉邪僻的口,弃绝乖谬的嘴","言语纯正,无可指责"。

二、慎行

古人云:"善人则亲近之,助德行于身心;恶人则远避之,杜灾殃于眉睫";"结有德之朋,绝不义之友";"近朱者赤,近墨者黑"。孔子曰:"慎行其余,则寡悔",谨慎从事,就能减少后悔;"君子怀刑,小人怀惠",君子心中始终用规矩、法度约束自己,而小人则满脑子是小恩小惠,贪图便宜。

《圣经》里说:"与智慧人同行的,必得智慧;与愚昧人作伴的,必受亏损";"愚昧人是话都信,通达人步步谨慎";"常存敬畏的,便为有福";"谨守律法的是智慧之子"。

良好的行为让人互相尊重,人际关系融洽,家庭邻里和睦,社会和谐稳定。不良的行为则可招致严重的后果。为了健康长寿、家庭幸福、事业成功,应警惕"酒、色、财、气"的危害。

古人云:

酒是穿肠毒药,色是刮骨钢刀。

财是下山猛虎,气是惹祸根苗。

1. 酒

酒已成为饮食习俗的一部分，"无酒不成礼仪"，"人逢知己千杯少"，"少饮则和血行气，消愁遣兴"。酒精能兴奋大脑皮层，使人欣快，忘却忧愁。少量饮酒，尤其是饮少量红葡萄酒，可提高血中好胆固醇（高密度脂蛋白胆固醇）的含量，对预防动脉硬化有益。但酒是双刃剑，"酒能乱性"，"过饮不节，杀人倾倒"，过量饮酒，尤其是醉酒时，语无伦次，出言不逊，毁物伤人，酿成交通事故者屡见不鲜。自古不少英雄豪杰都毁在酒上。

酒精中的乙醇可损伤肝细胞，长期饮酒可导致脂肪性肝病、酒精性肝硬化和酒精性心肌病；乙醇也损伤脑细胞，会影响记忆力和判断力。长期饮酒者，认知能力下降，会出现幻觉、狂躁抑郁等精神症状，而且易患老年痴呆症。法国学者证实：乙醇在体内转化为乙醛时，破坏了正常细胞的 DNA，可诱发癌症。长期饮酒者，口腔癌、食道癌、胃癌的发病率比不饮酒者明显增高。丹麦和瑞典的流行病学研究表明，饮酒与肝细胞癌危险性增加有关。在肝炎病毒感染低发的北欧，酒精性脂肪肝、酒精性肝炎和酒精性肝硬化是引起该地区成人肝细胞癌的重要因素。酒精可加速锌的排泄，而锌对前列腺起保护作用，同时酒精可扩张前列腺血管，使前列腺体积增大，压迫尿道更明显，使排尿更困难。酒精还损伤口腔、食道、胃黏膜，引起上述部位的炎症并可诱发急性胰腺炎。酒精可以增加破骨细胞的功能，加速骨溶解，还增加钙的排出，若长期酗酒，会引起骨质疏松症。过量饮酒会造成急性、慢性酒精中毒，严重者可导致死亡。

《圣经》里说："谁有祸患？谁有忧愁？谁有争斗？谁有哀叹？谁无故受伤？谁眼目红赤？就是那流连饮酒，常去寻找调和酒的人。酒发红，在杯中闪烁，你不可观看，虽然下咽舒畅，终久是咬你如蛇，刺你如毒蛇；你眼必看见异怪的事，你心必发出乖谬的话"，"不要醉酒，酒能使人放荡"。

看来，酒以不饮或少饮为好。对于那些有饮酒习惯又想戒酒者，古人云："若要断酒法，醒眼看醉人。"

2. 色

婚外情，自古以来都遭到中西方传统文化的一致谴责，佛教、基督教、天主教、伊斯兰教都把它视为罪恶。它违背伦理道德，毁坏夫妻感情，给对方带来莫大的伤害，给子女造成极大痛苦。婚外情破坏双方的家庭，使双方家庭成员都陷入痛苦深渊。现实生活中还常常见到，婚外情的双方反目为仇而酿成命案的灾难性后果。

古人云："男女色情，刀尖舔蜜，陷人之阱，惹祸根苗。"

《养生诗歌·戒冶游》云：

二八佳人体似酥，腰间仗剑斩凡夫。

虽然不见头落地，暗里教君骨髓枯。

《圣经》里说："妓女是深坑，外女是窄阱"；"与妇人行淫的，便是无知，行这事的，必丧掉生命"；"你心中不要恋慕她的美色，也不要被她眼皮勾引。因为妓女能使人只剩下一块饼，淫妇猎取人宝贵的生命"。

如今，有些人由于不正当的性生活，染上淋病、梅毒、艾滋病，不但毁了自己的健康，而且传染给别人，梅毒和艾滋病还可通过胎盘传染给胎儿，后患无穷。

3. 财

日常生活中,衣食住行、读书医疗等,都要有相应的经济来源。由于经济状况各有不同,人的生活境遇、社会地位、贫富状况等,也各有分别。人人都想富有,都想过上舒适安逸的生活,但对财富的追求,要取之有道,不谋不义之财。对财富的欲求也要适度,不要上半辈子用健康换取财富,下半辈子再用财富弥补健康,要"常思人命脆薄,自不得不惜精神",不能像歌谣里描述的那样:

> 朝走西,暮走东,人生犹如采花蜂。
> 采得百花成蜜后,到头辛苦一场空。
> 金也空,银也空,死后何曾握手中。

> 万两黄金拿不去,为它一世受牢笼。
> 空手来了空手去,到头总是一场空,
> 从头仔细来想想,便是南柯一梦中。
> 生前枉费心千万,死后空留手一双。

《红楼梦》中《好了歌》唱道:

> 世上都晓神仙好,只有金银忘不了,
> 终朝只恨聚无多,及到多时眼闭了。

清代袁牧《咏钱》诗曰:

> 万物皆可爱,唯钱最穷趣,
> 生时不带来,死时带不去。

孔子曰:"饭疏食,饮水,曲肱而枕之,乐亦在其中矣!不义而富且贵,于我如浮云";"富与贵,是人之所欲也,不以其道得之,不处也";"欲而不贪"。曾子在《大学》里说:"德者本也,财者末也。"老子说:"金玉满堂,莫之能守;富贵而骄,自遗其咎。"《贞观政要》一书中说:"贤者多财损其志,愚者多财生其过";"祸福无门,惟人所召"。晚清重臣张之洞临终前给子孙留下遗嘱:"必明君子小人之辨,勿争财产,勿入下流。"《警世通言》一书中告诫:"无义之财君莫取,忍气饶人祸自消。"

有些人为了金钱,为了私利而挖空心思,不择手段,胡作非为,其后又做贼心虚,整日提心吊胆,听到警笛声响或意外敲门声就胆战心惊。吃不好,睡不安,惶惶不可终日,这种无形的心理压力,使大脑皮质处于高度紧张状况,导致神经系统功能失调,促使交感神经兴奋,儿茶酚胺类物质分泌增多,心跳加速,血压升高。进而使人体各器官生理功能紊乱,新陈代谢增速,糖元分解加快,免疫功能减退,极易诱发高血压等各种疾病,引起精神病者也不罕见。至于那些为了金钱,行盗窃、诈骗、抢劫的不法之徒,必然要受到法律制裁,甚至丢掉性命。已故艺术家李叔同说:"我不识何等为君子,但每事肯吃亏的便是;我不识何等为小人,但每事好占便宜的便是。"

《圣经》里说:"贪财是万恶之根。有人贪恋钱财,就被引诱离了真道,用许多愁苦把自己刺透了";"不义之财,毫无益处;惟有公义,能救人脱离死亡";"人若赚得全世界,赔上自己的生命,有什么益处呢?";"凡贪恋财利的,所行之路,都是如此;这贪恋之心,乃夺去得财者之命";"勒索使智慧人变为愚妄,贿赂能败坏人的慧心";"贪恋财利的,扰害己家;恨恶贿赂的,必得存活";"他怎样从母胎赤身而来,也必照样赤身而去。他所劳碌得来的,手中分毫不能带去";"他来的情形怎样,他去的情形也怎样"。

乌拉圭总统穆西卡被称为"全球最穷总统",没有车队,没有卫队,没有余财。他把每月收入(相当于 12000 美元)的90%捐给慈善机构,资助穷人和小企业,剩下的钱与乌拉圭人均收入相当。他像个农夫与夫人露西亚(国会议员)住在一个小农舍里,而总统官邸已被他改为全国无家可归者的住所之一。曾被监禁的穆西卡说:"我生命中很长一段时间都以能获得一张能安稳睡觉的床垫为最大的快乐。我觉得现在的生活其实是一种自由。简朴使我觉得非常富足。如果你不想拥有任何财产,你就可以不用活得像奴隶一样。"

4. 气

《摄生三要·养气》里说:"气欲柔不欲强,欲顺不欲逆,欲定不欲乱,欲聚不欲散,故道家最忌嗔心。嗔心一发,则气强而不柔,逆而不顺,乱而不定,散而不聚也。"

日常生活中,人与人难免会发生摩擦,常会遇到令人生气的事情。一些人心胸狭窄,遇事出于私心,处处为自己着想,斤斤计较,嫉妒心强,心怀敌意,为一点小事也要与人争吵。生气恼怒时,体内肾上腺素分泌增多,血管收缩,可使血压升高,导致脑出血;心肌血管痉挛,可诱发心绞痛、心肌梗塞,甚至猝死。经常生闷气,也是罹患癌症的重要原因之一。有一句话说道:"生气是拿对方的错误来打击自己;怀恨是拿对方的错误来折磨自己。"孔子曰:"忿思难",即愤怒的时候,要想到后果。为了健康,为了人身安全,就必须能够"忍气吞声",应"常思身命易倾,自不得不忍气性","真正勇敢的人,应当智慧地忍受最难堪的侮辱"。在任何情况下,都要保持冷静,保持理性,要有宽阔的胸怀,包容大度,"海纳百川,有容乃大"。

不要为一些小事斤斤计较，要本着"和为贵"的原则，尽量避免纷争，化解矛盾。一切从大局出发，则可大事化小，小事化了。

孔子曰："一朝之忿，忘其身以及其亲，非惑欤！"即一时气愤之下，忘记了自己以及自己的亲人，而做错了事，这不是糊涂吗？有言道："君子量大，小人气大。"《劝忍百箴·忍经》谓："愤争损身，愤亦损财"；"一朝之愤可以亡身及亲，锥刀之利可以破家荡业，故纷争不可以不戒"；"盛怒剧炎热，焚和徒自伤，触来勿与竟，事过心清凉"。有人形容冲动是魔鬼，冲动是炸弹里的火药，冲动是一副手铐、一副脚镣，冲动是一颗吃不完的后悔药。《名贤集》里说："休争三分气，白了少年头。百年随时过，万事转头空"；"休争闲气，日有平西，事要三思，免劳后悔"。还有人说："爱生气的人是愚人，爱发脾气的人是贱人。"生活中当你与人发生摩擦时，你并不了解这个人的身份、文化程度，性格有无缺陷，是否是一位精神病患者、酗酒者、吸毒者，或者是一位被某事困扰的烦躁易怒者。盛怒之下，甚至可能发生"激情犯罪"。所以遇事还是以忍为好。

《圣经》里说："好气的人，挑起争端；暴怒的人，多多犯罪"；"轻易发怒的，行事愚妄"；"不轻易发怒的，大有聪明；性情暴躁的，大显愚妄"；"不轻易发怒的，胜过勇士；治服己心的，强如取城"；"你不要心里急躁恼怒，因为恼怒存在愚昧人的怀中"；"当止住怒气，离弃忿怒；不要心怀不平，以致作恶"；"忿怒为残忍，怒气为狂澜"；"暴怒的人，必受刑罚"；"恶人在我面前的时候，我要用嚼环勒住我的口"。

孔子告诫人们："君子有三戒：少之时，血气未定，戒之在色；及其壮也，血气方刚，戒之在斗；及其老也，血气既衰，戒之在得。"得，即欲得、贪婪。

子思在《中庸》里规劝人们"去谗远色，贱货而贵德"。

古人又说：

"不贪酒色财气，一生无害无灾。"

"酒色财气四堵墙，人人俱在里面藏。

有人跳出墙儿外，便是长生不老方。"

古人治家格言：

传家二字耕与读，

防家二字盗与奸，

倾家二字淫与赌，

守家二字勤与俭。

佛教北宗创始人神秀说：

身是菩提树，心如明镜台。

朝朝勤拂拭，莫使惹尘埃。

菩提树是佛教崇拜的礼仪植物，象征吉祥、智慧、神圣。它挺拔葱郁，深绿色的叶子呈心形，光泽美观，其最大特点是树叶不易沾染灰尘，因而也被看作圣树的象征。人降临到世间，原本是善良的，就像菩提树那样崇高圣洁，完美无瑕。但人世间香花毒草并存，污泥浊水随处可见，然而人是有思想、有理智的，应该明辨是非，要惜名知耻。《论语》中说："君子之过也，如日月之食焉。过也，人皆见之；更也，人皆仰之。"君子的过失，就像日食月食一样。他犯的错，人们都看得见；他改正了，人们都仰望他。应像《论语》中所说的"吾日三省吾身"那样，时时刻刻反省自己的观念和行为，哪些是对的，哪些是错的，切莫招惹"尘埃"，保持一颗纯洁的"明镜"样的心。要铭记唐太宗的千古名言:"以铜为镜可以正衣冠,以古为镜可以知兴替,以人为镜可以明得失。"

总之,人际交往中,要谨言,不该说的话不说;日常生活中,要慎行,行为要合乎伦理道德,遵纪守法。存好心,说好话,行好事,做好人,生活自然安乐。

《圣经》里还说:"行事为人要端正,好像行在白昼。不可荒宴醉酒,不可好色邪荡,不可争竞嫉妒","行正直路的,步步安稳;走弯曲道的,必致败露";"舍弃正路的,必受严刑";"正直人的纯正,必引导自己;奸诈人的乖僻,必毁灭自己";"你要细察那完全人,观看那正直人,因为和平人有好结局";"行为纯正的义人,他的子孙是有福的"。

一个人的言行,体现一个人的道德修养,也勾画出一个人的自我形象。美国心理学家马尔茨(Maxwell Maltz)教授说:"每个人都要建立自我形象。自我形象在很大程度上决定你走上坡路还是下坡路。你的自我形象也是你的自我画像,是你对自己的看法,是你对自己的价值判断。当你感到自我形象高大时,你就会觉得幸福与骄傲。"

大千世界,景象万千,不为路边奇花异草心有所动,生活纯洁而端正,就可以不犯错误,避免灾祸,就能与家人一起共享幸福。言传身教,耳濡目染,子孙也会生活得纯洁而端正,同样会生活幸福。

第三篇　性格与机缘

一、性格与健康

中外学者都认为,性格与人的健康关系密切。中国传统医学养生学总结:"尝观天下之人,气之温和者寿,质之慈良者寿,量之宽宏者寿,貌之重厚者寿,言之简默者寿";"火型之人多不寿暴死";"欲求长生先戒性,火不出兮心自定,木还去火不成灰,人能戒性还延命"。

二、性格类型

现代医学心理学认为,性格是心理和大脑功能的表现形式。关于人的性格类型,学者们有不同的划分法,根据心理素质可分为 A、B、C 三种类型。A 型性格的人追求不懈,不怕困难,勇于进取,争强好胜,常有时间紧迫感,说话急速有力,性格外向,易急躁,好激动,锋芒毕露;但往往心胸狭窄,有泛化式敌意心理,容易树敌过多,且易被激惹发怒,具有古人所称"火型之人"的特征。发现并命名"A 型行为综合征"的梅耶·弗里德曼(Meyer Friedman)医生认为,"时间紧迫感以及过分的竞争性和敌意"是 A 型行为的核心部分。A 型行为的人不断地挣扎,要在少而又少的时间内完成多而又多的事情。面对个人竞争,A 型性格的人容易恼火(Aggravation)、激动(Irritation)、发怒(Anger)、急躁(Impatience),称之为 AIAI 反应。B 型性格的人恰恰相反,做事情沉稳,不慌不忙,慢条斯理,工作有主见,不易受外界干扰,不过分争强好胜,心胸开阔,与人为善,温和平静,不容易被激惹,能宽慰自己,消除各种烦恼。而 C 型性格的人的主要特征为缄默、孤僻和抑郁,常表现有过分的忍耐,回避冲突,对负面情绪,尤其是愤怒,能自我压抑。

A 型性格的人,大脑皮层及交感神经系统常处于兴奋状态,儿茶酚胺类物质分泌增多,易患高血压、冠心病。发现并命名"A 型行为综合征"的弗里德曼(Friedman)医生对 3000 多名健康男性进行跟踪统计,结果显示,A 型行为的人日后患冠心病的比例,是 B 型人的两倍。医学统计还表明,A 型性格的患者,比同类疾病的非 A 型性格患者往往更早死亡,英年早逝的发生率更高。

C 型性格的人往往孤僻离群,人际交往少,感情交流少,其压抑的情感得不到调节、分流和宣泄,当遇到重大精神打击的时候,容易产生孤独及绝望的情绪。这种心理状态容易打乱体内环境的平衡,干扰免疫监控系统的功能,使其不能及时清除异常突变细胞,而这种细胞极易引发癌症。这种性格类型的编号"C",就是取自英文"Cancer-prone"(易患癌症)的词首。瑞典的奥托森(Ottosson)教授曾对 2500 多名健康的人先做个性测试,分为 C 型和非 C 型性格两组,然后跟踪监测 20 年,结果显示,C 型组癌症的发病率是非 C 型组的 1.5 倍。

最理想的性格类型是 B 型,有统计资料表明,80％的长寿者,性格属于 B 型。很多人的性格介于 A、B、C 其中的两型之间,应该有意识地改进自己的性格,向 B 型靠拢。

性格还可以被划分为外向型和内向型。外向型的人一般有开放型的特征,快言快语,愿意把心里话倾诉给别人,当情绪不佳时,这恰恰是一种宣泄方式,有利于健康。但"语多伤气",言多必失,有时还会影响自尊,影响和睦相处。内向型的人一般具有关闭型的特征,沉默寡言,不愿向别人倾诉心中不悦,心境易抑郁,易患抑郁症。医学统计显示,这类人的癌症发病率较高。

1901 年奥地利维也纳大学 33 岁的医师兰德斯坦纳(Karl Landsteiner)发现了血型,1930 年获得诺贝尔奖。此后不少学者还发现血型与人的性格有一定关系。A 型血的人倔强,较理智谨慎,责任心强,事业上获得成功的机会较多,缺点是情绪易激动。B 型血的人乐观热情,脾气随和,待人亲切坦率,爽快开朗,能容忍别人的缺点,常能结交知心朋友,缺点是不够专心致志,易产生畏难情绪。O 型血的人较自信,坚定冷静,富于实干精神,工作勤恳,学习上进,勇于攀登,缺点是较固执,不够虚心。AB 型血的人是 A、B 的复合型,有偏 A 和偏 B 之分。1984 年以来,日本一些学者通过对日本社会调查研究,撰写了不少关于血型与性格关系的书,使日本人对血型的关心达到狂热的程度。血型是父母遗传的,是先天的,它也许只是影响性格的诸多因素之一,然而通过读书学习、生活磨练、自身修养的不断提高,人原来的性格可以通过再塑造,逐渐趋于完美。

中国传统医学把人群分为太阴之人、少阴之人、太阳之人、少阳之人、阴阳和平之人。不同类型的人有其各自的特征,其中阴阳和平之人的特征为:生活安静,淡泊名利,心安而无所畏惧,寡欲而无过分之喜,顺应自然发展规律,乐于奉献不争回报,善于适应时势的变化,居高位却很谦虚,以理服人,以德感人,而不是以压服的手段来治人,具有极好的治理才能。

阴阳和平之人,外貌从容稳重,举止大方,性格和顺,善于适应环境,态度庄重,品行端正,待人和蔼,目光慈祥,作风光明磊落,处事条理分明,常被众人称为有德行的人。阴阳和平之人,阴阳之气协调,血脉和顺,体健少病。

三、性格的可塑性

性格类型主要取决于遗传基因,但也有一定的可塑性。它与后天环境,如家庭氛围、文化教育等有关。孔子云:"性相近也,习相远也。"人的本性是相近的,但随着各自生长环境的不同和读书学习的影响,习性就有别了。古人云:"内静外敬,能反其性,性将大定。"也就是说,静养、礼仪可改变性格。通过读书学习,可知书达理,明白生活的真谛,培养高尚的情操。"诗言志,歌吟音",即诗歌、音乐皆可陶冶人的性格。多阅读名人传略,会得到人生哲理的启迪,对性格塑造颇有裨益。哲学家培根说:"人的天性犹如野生的花草,求知学习好比修剪移栽。读史使人明智,读诗使人聪慧,演算使人精密,哲理使人深刻,伦理使人有修养,逻辑修辞使人长于思辨。总之,知识能塑造人的性格。"台湾作家三毛说:"读书多了,容颜自然改变。许多时候，自己可能以为许多看过的书籍都成过眼烟云，不复记忆，其实它们仍是潜在的，在气质里，在谈吐上，在胸襟的无涯。当然，也能显露在生活及文字中。"

美国前总统林肯曾说："一个人要为自己 40 岁以后的长相负责任，因为 40 岁以前的脸是由父母决定的，但 40 岁以后的脸却是自己决定的。"长期的修身养性，就会修炼出不凡的气质。无形之中，你的态度、谈吐、举止，全都会带上一股清新而脱俗的气息。相由心生，心怀美好，你的气质中就会流露出不凡，你的微笑就会洋溢着灿烂。

蒙古族作家鲍尔吉·原野说："每个人都是雕塑家，用品格把父母赐予的脸打扮成注解自己的行为的那个人，每张脸都有自己经营多年的风景。读经典作品的人，听古典音乐的人，不说假话的人，相貌有清气；善良的人，爱大自然的人，面有和气；高智的人，散发阔气。善良的人与奸诈人的脸不一样，一颦一笑，脸上有主人控制不了的解密档案。苛刻的脸上看不到宽厚，冷酷的眼里绝没有热烈的光芒。"

弗里德曼医生首先提出 A 型行为是冠心病的危险因素之一。他在 1984 年指出，他本人和他母亲都是典型的 A 型行为者，都患了严重的冠心病。他本人在 1972 年因症状严重做了冠状动脉搭桥手术，以后他致力于调整和控制自己的情绪，逐渐转变了 A 型行为者的 AIAI 反应。另一学者罗森曼（Rosenman）为 A 型行为者矫治 AIAI 反应制订了自我训练措施，例如每天记录自己做事匆忙的例子，并检查出现匆忙的原因，每周小结一次，以便找出克服匆忙的方法。针对好胜心过强的训练方法之一是，学会向所有认识的人微笑，一旦做到微笑自然,则表明自己已远离好胜心过强。矫正 A 型行为,除了心理咨询方法外,各种松弛身心的方法如练习书画、栽培花草、听轻松柔和令人愉悦的音乐、参加各种体育活动等均有助于对 A 型行为的矫正。

四、机缘

机缘就是机会和缘分。机会即事物变化的恰好时机,缘分泛指人与人或人与事物之间发生联系的可能性。机缘亦称运气、命运,机缘可遇而不可求,但都是人生道路上经常要面对的,而且当机缘降临时必须要做出抉择。尽管东西方传统文化不同,人们的宗教信仰各异,但对机缘的理解却是一致的。

孔子曰:"尽人事以听天命","不知命,无以为君子也"。

林则徐说:"时运不通,妄求无益。"

《治家格言》里说:"守分安命,顺时听天。"古人说:"万事不由人计较,一生都是命安排","到处随缘延岁月"。

《名贤集》里说:"耕牛无宿草,仓鼠有余粮。万事分已定,浮生空自忙","百年还在命,半点不由人。"

《圣经》里说:"所临到众人的,是在乎当时的机会","凡事都有定期,天下万物都有定时"。

人生旅途路漫漫,有时通畅,有时坎坷,有时幸福,有时痛苦,不可能总是一帆风顺。在这件事上是成功者,在另一件事上可能是失败者。每个人由于所处的环境条件不同,前进的道路不一样,社会境遇也千差万别,这本来都是正常现象,但有些人却不能认可,硬要攀比,总觉得己不如人,心理不平衡,嘘声叹气,寝食难安。应该明白,该是你的跑不掉,不该你的也强求不得。有些事情,人们自己无法改变,只能随缘而行,正如徐志摩所说:"得之,我幸;不得,我命。如此而已。"而有些事情,则可以通过自己的努力,创造条件,迎接机会来临。

人有聪明的头脑,有理性有智慧,客观存在不以人的意志为转移,只能面对现实,"顺境来时要当心,更要谦虚恭敬人"。要再接再厉,继续前进。"逆境来时顺境因,人情疏远道情存。"沮丧懊恼,怨天尤人,均无济于事,应顺乎自然,"物来顺应,事过心宁"。"勿引勿催,福将自归",要有耐心,等待机会。机会随时随地都有可能出现,一眨眼的工夫,什么都可能变,要有信心走出低谷。知识青年上山下乡那个年代,风华正茂的一代青年人,离开城市,被安置到偏远山区和乡村,这是客观现实,常人无法改变。然而其中就有人既"顺乎自然",又不甘于"听天由命",他们没有放弃学习,以书为伴,孜孜不倦,用知识充实自己。终于冬去春来,当高考恢复时,功夫不负有心人,被大学录取,通过刻苦学习,成为国家栋梁之材。"谋事在人,成事在天","尽人事以听天命"。"天命"固然难以违抗,但要把握住可能改变命运的机会,"宁让机会负于我,不让我负于机会",机会不降临,我无怨言,机会来了,就不要由于自己的原因而丧失机会。孙中山先生说:"不断地奋斗,就是走上成功之路。"世界万物都在不断变化,我们要适应这种变化,要相信"天无绝人之路",对未来充满希望和耐心,正如《圣经》里所说:"事情的终局,强如事情的起头。"

第四篇　思维、精神活动

一、脑宜勤用

人有一个高度发达而灵敏的大脑,能创造奇迹,改变世界。可以说,世界上没有其他任何一种事物有如人的大脑那么奇妙,人脑是控制人体生命活动的中枢,是健康和生命的调节器。人脑重量约 1400 克,有脑细胞约 140 亿个。它容量巨大,是装不满的知识库。美国麻省理工学院神经病学专家形象地描绘大脑的信息容量:"一般人的大脑可贮存 5 亿本书的信息,相当于美国国会图书馆存书量(1000 万册)的 50 倍。"然而随着年龄的增长,脑细胞开始逐渐老化死亡,脑功能亦逐渐减退。要维护脑的健康,延缓脑的衰老,最好的方法就是勤用脑、多学习,学习是脑细胞的体操,是训练脑功能的重要方法。

大脑是人体活动的最高调节器,人的嗅觉、视觉、听觉、躯体与四肢的感觉运动,以及语言、阅读、书写、绘画、音乐等功能在大脑皮层都有相应的定位区,支配人的一言一行、一举一动。广泛的爱好,可使大脑皮层的相应部位不断地得到刺激并发挥作用;如果爱好单一,大脑皮层的其余部位闲置不用,则将"荒芜",其功能就逐渐退化。

根据法国自然科学家拉马克提出的生物界"用进废退"的重要原理,大脑要常用,不用则容易衰退,俗话说:"常用脑,可防老。"勤用脑的人能更好地保持智力,适应能力也比较强。智力活动可促进脑细胞再生,维护脑细胞健康。科学研究确认,当一个人用脑时,大脑内发生的生物化学变化,能使负责注意力和记忆功能的区域变得更有效率。研究老化问题的心理学家赫伯特·韦因加纳说:"一直勤于用脑的人到了老年时,与那些一向懒于动脑筋的人相比,有更大的机会可以保持完整的认知力。"数学家罗纳德·格雷厄尼说:"学习的要义就是学习怎样学习,并且继续不断地学习,你一旦停止学习,就开始迈向死亡了。"富兰克林说:"懒惰像生锈一样,比操劳更能消耗身体。"美国学者对 100 名大公司经理调查发现,处于适当的应激状态可激发机体各系统功能,并使免疫力增强,患病的几率比工作过于轻松而懒散者要小得多;那些有成就的人士因事业成功和竞争性激励,更加精神振奋,精力充沛,身心健康。

勤动脑可以增加脑细胞突触网络的数量,保持脑细胞活力,对预防脑萎缩(老年性痴呆)有一定作用。人在生理上自然会老化,但读书可以让心理保持一份活力,古人云:"书犹药也,善读可以医愚。"生理学家认为,老年人读书就好像服用"超级维生素",可以使大脑、性格甚至机体充满活力。爱因斯坦说:"学习、不断地追求真理和美,是我们永葆青春的法宝。"中国古代的文人墨客懂得读书健身疗疾的道理,欧阳修说:"至哉天下乐,终日在书案。"清朝进士顾光旭说:"万事莫如为善乐,读书争比百花香。"有关读书的至理名言还有很多,诸如"享受财富,不如享受书香","有书大富贵","云何享福,读书是","清静读书就是福","天下第一人品,还是读书","人惟好学,于己有益","读书即未成名,究竟人高品雅","为善最乐,读书最佳","凡人及时读书,便可无时不乐","家有万贯不为富,家无书读总是贫"。孔子教导人要"立德""立功""立言"。人是带着使命来到人间的,要有理想,对人类要有所贡献。

《圣经》里说:"智慧人积存知识","聪明人的心得知识;智慧人的耳求知识","智慧为首,所以要得智慧,在你一切所得之内,必得聪明","得智慧,得聪明的,这人便为有福。因为得智慧胜过得银子,其利益强如精金,比珍珠宝贵,你一切所喜爱的,都不足与比较"。

然而脑细胞的承受能力是有限的,不宜过度运用。古人云:"神大用则竭",并且形象地用灯焰比喻:"小炷留灯悟养生",即灯中的油量是固定的,灯焰愈小,耗油愈慢,则燃烧时间愈长。人的"元气"有限,对理想的追求,应锲而不舍,但不能急于求成。

医学临床工作中发现,部分离退休人员精神失落、无所追求、心情郁闷,导致身体抵抗力下降,疾病增多;同时发现,一些人由于过度紧张劳累,英年早逝。因而,工作强度也要"中庸",在岗者切忌超负荷运转,离退休者仍要保持积极向上的心态,做一些力所能及的工作,做一些对社会有益的事情,才会感到生活充满希望,精神有所依托。写文章、练书法、学外语、背诗歌等,既是锻炼大脑、延缓衰老的好方法,又可以消除离退休后的失落感和寂寞感。当然工作量不宜重,持续时间不宜长，要有张有弛、劳逸结合。2010年诺贝尔文学奖获得者略萨（Mario Llosa）说："理想存在，生命存在。"美国学者希尔（Hill）认为："保持积极的精神状态，是避免疾病的最佳状态。希望乃所有最佳状态的先驱，是人的一种最深沉的快乐的基础。"

2014年9月，美国《国家科学院学报》发表由精神生物学专家列多（Pierre-MarieLledo）领导的法国巴斯德研究所和国家科研中心的研究小组的科研成果。他们以成年小鼠为研究对象完成的一项实验表明，心理状态对大脑新生神经元与大脑皮层的结合具有重要影响。他们观察到，当小鼠为了获得奖赏去主动嗅闻气味时，这一行为给大脑带来的刺激使新生神经元与大脑皮层主管嗅觉区域之间的连接大大增强；相反，当小鼠只是单纯被置于有相同气味的环境中被动嗅味时，这种连接的程度会明显降低。研究人员认为，这证明心理状态是新生神经元和大脑皮层连接建立的决定性因素：当内心有目的性地、积极主动获取某种感觉时，新生神经元与大脑皮层产生的连接会比被动获得感觉时更丰富，从而更趋成熟。该研究提示，积极的心理状态和专注的学习有助于保持大脑的活力。

二、心境宜平

古今学者都认为，良好的心境对健康至关重要，"平和是金"。心境"平"，才能"安""静""和""缓""稳"，"平心"才能"静气"。古人讲："勿汲汲于所欲"，即不要急切追求欲望。古人说："常日淡泊，以养其神"，"欲火愈旺，福德愈轻"，"少欲不负，自然无忧"。佛经著作里说："不执着于外在的一切，像平稳的水，自由流动，这就是幸福的彼岸。"伟大发明家爱迪生说："唯有心理上的宁静和谐，才是真正而永恒的幸福。"然而"心不可无所用，非必如槁木，如死灰"，"夫常人不得无欲，又复不得无事，但当和心、少念、静身、损虑"，人总有思想，但不可多虑。已经过去的事不想，想多了徒增懊悔；未来的事也不多虑，多虑徒费心机，"过去的留不住，未来的难预测，守住现在、当下即是"。最重要的是要把握住今天，安排好日常的生活学习，多方面培养自己的兴趣爱好，以修身养性，陶冶情操，自得其乐。

适当的追求使生活充实、有乐趣。若终日无所事事，易使心情抑郁，反而对健康有害。研究发现，无聊可能是折寿的一个因素。调查显示，感觉格外无聊者的死亡的可能性比感觉充实者高 37%；无聊感强烈者与感觉充实者相比，因心脏病或中风致死的可能性高出 2.5 倍。"顺和平之路，以养其身"，为人处事、接人待物都应和善友好，始终保持不愠不火、不卑不亢、不躁不蔫的态度，人际关系和谐融洽，有益于身心健康。"动用以太和为马，通宣以玄寂为车"，即待人接物时心态要平和清静，安宁祥和。"和气致祥，乖气致殃"，即为人处事和气，可引来吉祥；若随意发怒，灾殃也就随之而来。

1981 年，世界卫生组织公布了一份材料，称世界上有三个长寿地区：巴基斯坦的丰扎、前苏联的高加索以及厄瓜多尔的贝尔卡邦巴。生活在这些地区的人的平均寿命特别高，百岁老人的比例甚至高出世界其他地区 8～12 倍。经调查研究，这三个地区人们的长寿奥秘，其中最重要的一条就是心态平和。

三、情绪宜稳

《中庸》里说："喜怒哀乐之未发，谓之中；发而皆中节，谓之和。中也者，天下之大本也；和也者，天下之达道也。致中和，天地位焉，万物育焉。"这句话的意思是说：喜怒哀乐的情感没有表现出来的时候就叫做"中"，表现出来时，能不过也无不及就叫做"和"。中，是天下一切情感和道理的根本；和，是天下一切事物的普遍原则。达到了"中"与"和"的境界，一切皆处于和谐之中，这种和谐就使天地万物各得其所而生长繁育。

《贞观政要》一书记载，贞观十六年，魏征对唐太宗说："嗜欲喜怒之情，贤愚皆同。贤者能节之，不使过度；愚者纵之，多至失所。"意思是说：嗜欲喜怒的情感，无论贤者、愚者都是一样的，只是贤者能够节制，不让过度；愚者却恣意放纵，以致弄到不可收拾。

情绪"稳"，才能"定"，情绪只有稳定，心理才能平衡。情绪的稳定、心理的平衡，是身体健康的必要条件。人作为心身结合的有机整体，其生理和心理是相互依附、彼此制约的。保持平稳情绪的自我控制能力，适应复杂的社会环境，心中长存满足感，是精神健康的重要内涵。七情六欲是人之常情，情绪起伏也在所难免，但若起伏太大，则会影响身体健康，遵循"中庸"之黄金法则，是最佳的选择。人是有理性的，当情绪不好的时候，应及时调节、舒缓。如何调养情绪，是中国传统医学与现代医学都一直关注的课题。

1. 情绪影响健康

古人云:"多思则神殆,多念则志散,多欲则损志,多事则形疲,多语则气争,多笑则伤脏,多愁则心慑,多乐则意溢,多喜则忘错昏乱,多怒则百脉不定,多好则专迷不治,多恶则憔煎无欢。此十二多不除,丧生之本也";"暴乐暴苦,始乐后苦,皆伤精气,精气竭绝,形体毁沮";"暴怒伤阴,暴喜伤阳……生乃不固"。古人还说:"百病起于情,情轻病亦轻","百病生于气也"。奥地利作家阿尔德里奇说:"抚平心灵皱纹,便会青春永驻。"

现代心理医学研究表明,情绪及心理状态对健康的影响十分明显。心情舒畅,精神愉快,人的中枢神经系统就处于最佳功能状态,内脏各系统的运转均保持平衡,使整个机体的生理功能协调,身体充满活力。乐观、积极向上的情绪可以激发人的活力和潜力。相反,悲观、消极颓废的情绪,使人悲伤、烦恼、痛苦。庄子云:"夫哀莫大于心死,而人死亦次之。"当心境处于焦虑、沮丧、憎恨等状态时,则可引起中枢神经系统功能紊乱,使体内各器官的生理功能失调,免疫防御机制遭破坏,进而引发多种疾病。长寿学家胡夫兰德在《人生长寿法》一书中指出:"一切不利的影响因素中,最能使人短命夭亡的,莫过于不良的情绪和恶劣的心境,如忧虑、颓丧、惧怕、贪求、怯懦、嫉妒和憎恨。"正如一位哲人所说:"拥有一个健康的心理比拥有一个健康的机体更为重要。"著名的苏联生理学家巴甫洛夫(Pavlov)说:"一切顽固沉重的忧悒和焦虑,足以给各种疾病大开方便之门。忧愁、顾虑和悲观,可以使人得病;而积极、愉快、坚强的意志和乐观的情绪可以战胜疾病,更可以使人强壮和长寿。"现代医学证实,情绪愉悦时,大脑的情感中枢分泌一种有利于健康的内啡呔,这种物质既可镇痛又抗衰老,且能启动免疫系统功能,抑制癌细胞和有害微生物的生长,还能调节内分泌功能,使人体细胞活性增强。古人云:"喜则气和志达,荣卫通利。"《圣经》里讲:"喜乐的心,乃是良药;忧伤的灵,使骨枯干","心中喜乐,面带笑容;心里忧愁,灵被损伤。"俗话也说:"笑一笑,少一少。"

情绪过度波动对健康不利。"喜"本来对身体有益,但若"喜乐无度,亦损于寿","喜乐无极则伤魄","乐不可极,乐极生哀,乐极生悲","大喜坠阳","大乐气飞扬","暴喜伤心"。中医所谓"心",既指心脏,也涵盖精神、神经系统。高度兴奋,可使血压升高,心跳加快,甚至发生猝死。据报道,美国有一个州,年均每10场球赛,就有8名观众因过分激动而发生心肌梗塞死亡。

"暴怒伤肝",中医所谓"肝",既指肝脏,也指精神、神经系统。发怒时大脑皮层兴奋,消耗过多能量,"元气减少",催人早衰;交感神经系统兴奋,儿茶酚胺类物质分泌增多,导致血压升高,容易发生心脑卒中。此外,日本精神神经中心公布的一份调查报告指出,容易发怒或攻击性强的男性,体内抗癌免疫细胞机能偏低,抗癌能力差。古人说:"不怒百神安畅,不恼心地清凉","盛怒剧炎热,焚和徒自伤,触来勿与竞,事过心清凉"。中医认为"恐惊伤肾",中医所谓"肾",除指泌尿生殖系统外,还包括脑及内分泌系统。《灵枢·癫狂》书中说:"狂言、惊、善笑、好歌乐、妄行不休息,得之大恐。""恐惊"可诱发"反应性精神病",且可使性功能减退。"忧""思"过度,可致食欲减退，心情郁闷，甚至患抑郁症。中医认为，喜、怒、忧、思、悲、恐、惊"七情"是引起各种疾病的内因，认为"悲哀忧愁则心动，心动则五脏六腑皆摇"，因此"悲哀喜乐，勿令过情"；如能做到"七情不炽"，则"百骸之病自消矣"。可见情绪的好坏，与疾病的发生、发展及康复密切相关，情绪与癌症的关联也不例外。

医学文献报道，有些蒙受冤假错案者，在突然得悉平反昭雪时，却由于过度惊喜、异常兴奋而猝死。一位退休老人，当与青少年时代的朋友欢聚时，情绪十分激动，高兴得热泪盈眶，还没有来得及说一句话，便跌倒在地，不省人事，检查发现脑脊液呈血性，为脑出血致死。一位因冠心病住院的患者，经治疗病情好转，准备出院，在出院前一天，因一件琐事而怒气填膺，大发雷霆，突然暴发心肌梗塞而死亡。另一位退出领导岗位的患者，认为他的上级领导整他，气得不出门、不理人、生闷气、喝闷酒，仅仅九个月就得了癌症，不久病逝。

各种生活事件，如丧偶、离婚、子女离家出走、受处分、自尊心受损，或因工作境遇面临左右为难的局面，与周围人际关系紧张，或因自身需求未能如愿，如升学受挫、就业无着等，以及突然的自然灾害、交通事故而惊恐，均可导致精神异常。易怒易激动，注意力不集中，失眠或嗜睡，对以往的爱好失去兴趣，疏远周围的人，对前途感到渺茫，心情抑郁等，这些症状称为反应性精神障碍，亦称为反应性精神病。学者伍尔夫（Wolff）著名的"胃瘘实验"证实，悲伤、抑郁可以使胃肠平滑肌收缩，消化腺分泌抑制，胃肠运动紊乱。若强烈刺激持续出现，可促发消化性溃疡或溃疡性结肠炎。学者拉德（Lader）报道：焦虑和愤怒的情绪可使交感神经兴奋，释放大量的儿茶酚胺,表现为心动过速、呼吸频快、血糖及血压升高、胃肠抑制和痉挛、脑血管和冠状动脉痉挛,严重者可因心肌梗塞、脑出血而猝死。

美国一家医院调查门诊病人,其中65%的患者的发病原因与社会逆境有关(如被盗、受辱、挫折、失业、经济困难等),在被调查的500名肠胃病患者中,74%与情绪有关。癌症与情绪的关系也十分密切,医学研究表明,精神创伤、悲观抑郁、焦虑绝望等不良情绪均可导致人体细胞的分裂脱离正常轨道,引起细胞异常分裂,促发细胞癌变,同时,精神紧张或心理不稳定又会降低机体的抵抗力,削弱机体对肿瘤发生的监控能力,不能及时发现并消灭突变的细胞,进而导致癌肿形成。美国科学家卡逊(Carson)博士指出:"癌症是由于心理平衡遭到破坏而引起的。"英国20世纪60年代曾调查250名癌症患者,其中156人患病前有重大精神创伤。美国的本森(Benson)博士调查的500名癌症患者,也大部分有严重精神创伤史。中国20世纪90年代的统计资料表明,70%~80%的肿瘤病人,在患病前均有相当一段时间的精神压抑过程。上海的调查结果显示,癌症患者发病之前有负面生活事件的高达81%。

在一次动物实验中,将野兔暴露于猎狗近前,长期隔网同笼,结果野兔出现了恐怖性甲状腺毒血症,由于储存的甲状腺素迅速释放,最后死于甲状腺危象。另外一位学者做过两种实验。第一种实验是将成熟期的雌雄小白鼠杂居一起笼养,雌鼠怀孕后生下幼鼠,实验员立即将幼鼠取走,人为地强制性剥夺雌鼠对幼鼠的母爱,使雌鼠处于心理矛盾状态,并且处于不断生育状态,结果发现这种剥夺性实验的雌鼠的乳腺癌发生率明显高于对照组。第二种实验是把实验狗随机分成两组,一组关起来使其长期处于惊恐不安的环境中,另一组生活在安全的环境中。结果实验组里的 6 条狗有 3 条死于癌症,而对照组里的 4 条狗则安然无恙。

《美国心脏病学》杂志报道,耶鲁大学的兰博特和同事研究观察了患有心脏病且安装植入式心脏除颤器的患者,结果显示,愤怒及其他强烈情绪可能在某些脆弱的人群中触发致命的心律紊乱,从而得出"愤怒可能致命"这一结论,至少对那些已经遭受心电扰动打击的患者而言,的确如此。也就是说,愤怒的确会以非常特殊的方式影响心电系统,从而导致突然死亡。

美国加利福尼亚大学旧金山分校精神系 Owen Wokowitz 教授领导的研究发现,重症抑郁症患者的免疫细胞染色体端粒明显缩短,提示其免疫系统提早老化。Wokowitz 教授还说:"抑郁症病人更容易患糖尿病、心脏病、骨质疏松症和老年失智症(老年痴呆)等疾病。"该研究同时指出:健康的日常生活方式,如健康的饮食和足够的运动,是使端粒延长的因素之一。该校精神系副教授 Elissa Epel 博士说:"不论我们每个人经历过什么事情或挫折,我们今天做的每一件积极和健康的事,都是能更加保护我们的端粒的。"

2. 情绪过激的预防

良好的道德修养及沉稳平和的心境是预防情绪过激的基础。道德高尚、豁达乐观、谦和有礼、心底无私、淡泊名利、清心寡欲,均有利于情绪的平稳。道德高尚者,诚信宽厚,乐于助人，朋友多，人际关系和谐，生活氛围祥和，心情愉悦。孔子云："内省不疚，夫何忧何惧?"自己没有做错事，自然不会忧愁和恐惧。美国心理学家马尔茨教授说："活着不是为了痛苦。"我国著名经济学家于光远说："我的生活哲学很简单，叫做'喜喜'。这个名词是我发明的，前一个'喜'是动词，后一个'喜'是名词，意思是只记住有趣的事，不回忆那些苦事，更不要无端发愁。因为人来到这个世界上走一趟不容易，只有短短的几十年，如果总是纠结于那些苦事和悲事，而忘记了能给你带来快乐的那些奇事和趣事，生活也就失去了本来的色彩。所以，我非常喜欢高兴的事，也就是喜欢'喜'。"

《圣经》里说："要常常喜乐"；"人活多年，就当快乐多年"。在日常生活中，要善于驾驭自己的情绪，遇到不顺或不幸的事，应泰然处之，努力摆脱抑郁情绪。此外，"凡人之生也，必以其欢，忧则失纪，怒则失端，忧悲喜怒，道乃无处。爱欲静之，遇乱正之，勿引勿催，福将自归"，要"爱憎不栖于情，忧喜不留于意，泊然无感"，"勿涓涓怀忿恨"，即不要像细水慢流那样长时间地心怀怨恨。《圣经》里说："不可含怒到日落。"怨恨使人失去欢乐，情绪低落，甚至痛苦万分。要消除埋伏在心里的怨恨，最好的办法就是忘掉过去，宽恕别人。《圣经》里说："嫉妒是骨中的朽烂。"英国著名哲学家培根说："经常保持心胸坦然、精神愉快，是延年益寿的秘诀之一。人尤其要克服嫉妒、暴躁乃至埋在心底的怒火、积郁不解的思考、无节制的狂欢、内心的隐痛等等。人应当保持一种怀有希望、愉快、明朗、朝气蓬勃的精神状态。"

心理学家认为，宽恕他人既是爱心的表现，也是有益于身心健康的良药。要明白,生活中有些事情是不可逆转的,明白了不可逆转就是一个崭新天地的开始,会活得更坦然。宜"少思少念,少欲少事,少语少笑,少愁少乐,少喜少怒,少好少恶。行此十二少,养生之都契也",即情绪波动要控制,喜怒哀乐要适度,遇事不要"急",就可避免"躁";处理矛盾"缓",就可使其"和"。"等一等"往往是人际关系的重要缓冲,有时候太快反应,太快回嘴,结果会变得一发不可收拾,让人懊悔不已。等一等,怒气会消退;等一等,情绪会平复;等一等,头脑会清晰。

　　遇见令人高兴的事情,不要狂喜。古人说:"节乐莫若礼",讲究礼仪可防止狂喜。

　　遇见令人恼怒的事情,要平心静气。古人云:"不怒百神和畅,不恼心地清凉","温柔总得益,强暴必招灾","老年人虽事值可怒,当思事与身孰重",如此则"一转眼间,可以涣然冰释"。佛教寒山大师说:"嗔是心中火,能烧功德林,欲行菩萨道,忍辱护真心。"古希腊哲学家毕达格拉斯说:"愤怒以愚蠢开始,以后悔告终。"美国作家爱默生说:"你每发怒一分钟,便失去60秒的幸福。"美国心理学家马尔茨教授说:"当你愤怒时,照照镜子,看看你愤怒的表情。"看看自己不雅的形象,有助于你平息怒气。美国学者雷吉纳·布雷特(Regina Brett)说:"人生太短,短到来不及浪费时间去恨任何一个人。"美国心理学家卡耐基说:"我们活在世上只有短短的几十年,可是却浪费了许多无法补回的时间,去为了那些很快就会被所有的人忘了的小事烦恼,而生命以难以置信的速度溜走了。"光阴似箭,日月如梭,"曾记少年骑竹马,看看又是白头翁","一年又一年,渐渐改容颜;始作孩童戏,看看白发斑"。生命之旅

是有限的,学会松一松生命之钟的发条,让有限的生命有张有
弛、轻松愉快。柔顺软弱是有生命的东西,僵化是死亡的标
志。一个误解,可以扰乱幸福的脚步,当命运的死结最终以生
命的代价打开时,一切都为时已晚,因而要珍惜每时每刻的幸
福。躺在医院急诊室床上的心肌梗塞患者,通常都有濒死
感,此时才真正意识到生命的珍贵。早晨是血压的高峰期,
情绪更要平稳,古人云"再三防夜醉,第一戒晨嗔"。《圣经》
里讲:"不轻易发怒的,大有聪明;性情暴躁的,大显愚妄";
"轻易发怒的,行事愚妄";"暴怒的人,多多犯罪";"暴怒的人,
必受刑罚";"远离纷争,是人的尊荣;愚妄人都爱争闹";"人有
见识,就不轻易发怒"。"总要尽力与众人和睦","温柔的人有
福了"。

　遇见忧伤的事情,要"我善养吾浩然之气"。"勇者气行则
已,怯者则著而为病也",神气的壮懦与发病有密切关系。一
份医学统计发现,癌症患者心理素质良好者,67%生存十年以
上,恐惧悲观者80%在术后一年相继去世,其中一部分是被吓
死的。俄罗斯作家契科夫笔下的一位小职员,因为在看戏时,
不慎将喷嚏打到一位将军身上,他惧怕万分,不久就去世了。
白居易有诗云:"畏老老转逼,忧病病弥缚。"即整天担忧变老,
恐怕患病的人,反而更易衰老和罹病。孔子云:"君子不忧不
惧。"《圣经》里讲:"你在患难之日若胆怯,你的力量就微小";
"在患难的日子,奸恶随我脚跟,四面环绕我,我何必惧怕?"英
国作家笛福(Daniel Defoe)的名著《鲁滨逊漂流记》里有一句名
言:"害怕危险的心理比危险本身还要可怕一万倍。"莎士比亚
说:"在命运的颠沛中,最可以看出人们的气节。聪明的人不

会坐在那里为他们的损失悲伤,却会很高兴地去找出办法来修复他们的创伤。只要内心够强大,性格够执着,苦难不过是露珠,迟早会在阳光下化成轻雾。"在人生的道路上,摔倒了躺在地上无论怎样呻吟或后悔终究无济于事,马上勇敢地站起来才是真正的强者。

英国哲学家罗素(William Russell)说:"要生活得快乐,必须具有能忍受烦闷的能力。大多数伟人的一生中,除了极少的辉煌时刻外,多数是平淡无奇的。不能忍受烦闷的一代,会成为无所作为的一代。"

遇见令人悲哀的事情,要坦然面对,孔子曰:"既来之,则安之。"遇见惊恐的事情,要沉着冷静,"安其物变,听其所为","猝然临之而不惊"。

美国精神病专家布兰顿(Brandon)博士说,在回忆那些不愉快的往事时,不要老想着"假如当初怎样怎样就好了",而应该以"下一次我会怎样怎样"来取而代之,这是指导未来新生活的智慧之语,能够愈合心灵的创伤,带来健康、积极的心态。生活中的挫折是一种磨炼,也是一种财富,范·旧恩说:"倘若能把我们付出的代价、获得的经验教训加以出售的话,我们就会成为百万富翁。"有时,就像"人在桥上过,桥流水不流"那样,只是一种错觉,一场误会而已。换个方法思考,可以使问题变得简单;换个立场看人,可以更宽容地处世;换种心态看人生,可以获得更多美好的东西。

3. 情绪的舒缓

"自身有病自心知,心病还须心药医。"古人云:"未事不可先迎,遇事不可过忧,既事不可留住,听其自来,应以自然,任其自去"；"物来顺应，事过心宁"，遇逆境应善自排解；"塞翁失马，焉知非福"，中国古籍《淮南子·人间训》里说，边塞上有位老人丢了一匹马，别人来安慰他，他说："怎么知道不是福呢？"后来这匹马竟带了另一匹好马回来，比喻虽然暂时受到损失，却可能因此得到了益处。老子说："祸兮福所倚，福兮祸所伏。"即祸患可能带来福分，福分也可能隐含着祸患。常言道："人生不如意事，十有八九"，但应常思那如意的一二，不想那不如意的八九。事事往好处想的人，快乐奋发；处处往负面看的人，痛苦消沉。古印度人说："人应该把中年以后的岁月全部用来自觉思索，以便找寻自我深处的芳香。"遇到事情，要冷静思考，泰然处之，要善于解脱，学会自我安慰，尽早从不良情绪的阴影中走出来。在荷兰首都阿姆斯特丹，一座十五世纪教堂的遗址上留着一行字："事情是这样就不会是那样。"在我们生活的漫长岁月中，一定会碰到一些不如意的事情，事情已经发生，它们既是这样了，就不可能是那样。我们只能有两种方式对待它，或者是想办法适应它，或者是用烦恼毁了自己。

心理学家研究发现，倾诉是纠正心理失衡的好方法。对付坏的心情，最好的办法是把心里话都说出来，把"苦水"倒出来。遇到不顺心的事时，不要把苦闷压在心中，"苦不足忧，苦尽也会甘来。"可以向亲朋好友倾诉自己的烦恼，并接受他们的开导，从个人的狭窄天地中跳出来，沉重的思想负担得以缓解消除，可以让人轻松起来。诗人布莱克（William Blake）有诗云："我藏住愤怒，愤怒却兀自增长；我说出愤怒，愤怒却停止了。"可以去打网球、羽毛球，投篮球，扣排球，踢足球，或去田园劳动，也可到僻静处散步，或引吭高歌，或放声哭泣，以宣泄心中的郁闷。

美国学者研究认为，人因情绪压抑，会产生对人体有害的生物活性物质，哭泣时，这些有害物质通过眼泪得以排出，从而使压抑的情绪得到缓解，感觉明显好转。美国圣保罗雷姆赛医学中心精神病实验室专家发现，人在哭泣后，负面情绪降低40%。在生活中，哭有时是必要的，甚至哭也是延长寿命的一个因素，不管是发达国家还是发展中国家，人口统计数字均表明，与男性相比，女性的寿命要长5～10年，有关专家分析称，除了生理心理等因素外，哭泣也是女性长寿的重要因素。

如果忧虑重重，痛苦缠绕不去，那就去工作吧。美国心理学家卡耐基说："当人忙着一件事情，哪怕是简单的事情，就能把折磨人的忧虑从脑海中挤出去。"英国著名作家萧伯纳说："让人愁苦的症结，就是有空闲的时间来想自己到底是不是快乐；而让自己一直忙着，是世界上最便宜的良方。"英国前首相丘吉尔说："我太忙了，没有时间忧虑。"但工作量不宜太重，不能过度劳累，要劳逸结合。

要养成积极的思维习惯，对生活充满自信，保持乐观，善于把现实中的不可能变为可能。其实，在这个世界上，一切皆有可能，幸福和成功离我们并不远，关键取决于我们积极的思维方式和乐观的人生态度。常言说，不是没有阳光，是因为你总是低着头；不是没有绿洲，是因为你心中总是一片沙漠。你心中充满阳光，这个世界便灿烂光辉，你心中一片绿洲，这个世界就会春意盎然。老子云："飘风不终朝，骤雨不终日。孰为此者？天地。天地尚不能久，而况于人乎？"冬去春来，雨过天晴，阳光总在风雨后，山重水复疑无路，柳暗花明又一村，人要有信心走出低谷,相信明天会更美好。俄国作家托尔斯泰说:"别气馁,纵使大地冰坚雪封,春天仍然到来,一切都将融化、解冻。我更多的是喜悦,而不是气馁。但愿你也一样。"德国心理学家发现,抬头向上看,可很快让人兴奋乐观起来,向上看,可使大脑运转得更快,使人更有信心。

人们都很欣赏水,看那涓涓溪流顺势而下,遇见障碍,绕道而行,伴随着潺潺的流水声,流向远方。生活就要像水一样柔和、轻盈自如。烦恼时,常去湖畔徜徉,心境就会像湖水那样清澈宁静;郁闷时,多去海边观望,胸怀就会像大海那样豁达宽广。遇见困难时,似水那样以柔克刚,"君子如水,随方就圆,无处不自在。"台湾作家陈辛蕙将云称为"神仙故乡",他说:"当我们看云的时候,专注的神采里,往往有广大的平和,那也常是我们脸上表情最舒缓自然的时候。随着云朵的幻化飘逸,我们很容易自人间种种难以理清的纠葛中游离出来。"除了看云,还可以去爬山,去沙滩散步,或仰望星光灿烂的夜空。大自然的壮丽可以带来意想不到的安宁,有助于补偿人生的失意。

中国传统养生学认为,默念"嘘"可以止怒,默念"呵""嘻"可以去烦。美国心理学家尤里斯教授提出平心静气三项法则:降低声音,放慢语速,挺直胸部。情绪是由大脑中的边缘系统产生的一种化学物质所控制;而逻辑思维中心,是由大脑皮层控制。当有情绪冲动的苗头时,可深长呼吸,稍停片刻,此时"理智"就会控制不良的情绪。

读书、运动、听音乐、亲近大自然,都可舒缓不良情绪。"至乐莫如读书",读书是消除愁闷的良方。知识给人智慧和力量,读书可陶冶情操,提高自身素质。以书为伴,其乐无穷,忧借以消,怒借以释,牢骚不平借以去除。"止怒莫若诗",诗有清风之慰故能止怒。歌德说:"读一本好书,就是和许多高尚的人谈话。"英国学者柯里叶尔说:"书籍是幼年人的导师,是老年人的护士。在岑寂的时候,书籍使我们欢娱,远离一切痛苦。"英国诗人莫洛在诗中写道:"打开一本好书,犹如漆黑的夜里,一根火柴划亮了,你的眼前一片光辉;犹如清晨起来,把一扇朝东的窗户打开,微风袭来,使你沉醉,身心感到舒畅;犹如冬日的炉边,户外的朔风令人寒栗,但殷红的炉炭,却为你平添了几分温暖。"英国学者培根说:"知识是一种快乐。"宋代文人韩驹说:"唯书有真乐,意味久犹在。"读书能让人心神集中,神情安宁,不快的情绪随之消散。"去忧莫若乐",轻松愉快的音乐可以消除忧愁。中国古代名医朱震亨说:"乐者,亦为药也。"清代吴尚先认为:"七情之病,看花解闷,听曲消愁,有胜于服药者矣。"宋代文学大师欧阳修通过听琴、弹琴治愈了自己的抑郁症。音乐能直接影响人的内在感情,使人感到满足,激发人的活力,并可帮助人宣泄不良情绪。研究发现,轻松柔慢的音乐,以其特有的旋律与节奏能使人的血压降低,基础代谢和呼吸速度减慢,使人在受到压力时所产生的生理反应变得较为温和。在西方国家,音乐疗法已广泛应用于各种心理及生理疾病的治疗中。此外,欣赏和练习书法绘画也能舒缓人的紧张情绪。练习书画时,必须心平气和,凝神定气,才能悬腕运笔,泼墨点彩,此时,心中的种种烦恼都会悄然消失,让人进入一种宁静悠然的境界。运动也是舒缓不良情绪的一种好方法,美国心脏专家怀特(White)说:"运动是世界上最好的安定剂,轻快的步行如同其他形式的运动一样,是治疗情绪紧张的一付理想的解毒剂。"

人非圣贤,孰能无过?在人生的道路上,不可能每件事都做得十全十美,错误难免,总结经验、吸取教训即可。有一句格言说:"当人们不能改变现实时,理智的办法是改变自己对现实的态度。"国内一个旅游景点的一块杉木牌上刻着这样一段话:"如先改变自己,对方也会改变;对方有了改变,心境也会改变;心境有了改变,言辞也会改变;言辞一有改变,态度也会改变;态度一有改变,习惯就会改变;习惯一有改变,运气就会改变;运气一有改变,人生随之改变。"自身去除了冷漠和自私,他人会回报以热情和友善。我们的言行多了一分柔和,脚下就多了一条坦荡的道路。坚持一种好的态度,就收获一种好的习惯。好习惯带来好日子,好日子就是好人生。

美国学者布雷特(Regina Brett)说:"与你的过去和解,这样它才不会搞砸你的当下。时间几乎可抹平每一件事,给自己一点时间。无论情况多好或多坏都会变的。"威廉·詹姆斯说:"能接受既成的事实,就是能克服随之而来的任何不幸的第一步骤。"最浪费时间的莫过于懊悔,在懊悔的海洋里打滚是严重的精神消耗。过分的忏悔,甚至没完没了的自责自罪,是抑郁心境的表现,若持续,则应进行心理咨询,寻访精神科医生,甚至进行药物治疗。

对情绪不良的人进行开导时,态度要诚恳友善,须知开导者的一言一行都可起到暗示作用。一位西方心理学家曾经做过一个著名的试验,该学者在有关方面的配合下,对一个被判死刑的囚犯说:"你已经被判死刑了,为了让你无痛苦地死去,将割断你的动脉,让血液缓慢地流到体外,你便可毫无痛苦地死去。"然后让囚犯坐在椅子上,蒙住双眼,仅割破其手腕的皮肤,但同时在囚犯的旁边制造滴水声,这滴水声犹如滴血声。学者不断告诉囚犯:"你的桡动脉已经被割破,血液不断向外流……你的血液已经流掉了三分之一,你开始头晕了……你的血液已经流掉了二分之一,你的意识开始模糊不清了……你的血液已经流掉了四分之三,你已经不省人事了……",如此不停地给囚犯以强烈的死亡暗示,数十分钟后,囚犯果然安静地死去了。实际上仅割破手腕的皮肤,桡动脉完好无损,所谓滴血声只是滴水声,囚犯之所以会死去,完全是由于死亡暗示的恐怖所造成的。据此可以看出语言暗示的力量。日常生活中宜多运用表扬、鼓励的言辞,尽量减少批评指责。要耐心倾听,充满爱心,和风细雨,从理性上启迪,从感情上亲近,就会收到良好的效果。古希腊医学家希波可拉底说:"有两种东西能治病,一是语言,二是药物。"

四、知足常乐

曾子在《大学》里说:"知止而后有定,定而后能静,静而后能安。"老子说:"知足者富";"祸莫大于不知足,咎莫大于欲得,故知足之足,常足矣";"知足不辱,知止不殆"。知足就不会有受侮辱的心态,知足就不会有危险,所以"祸莫大于贪"。庄子推崇的养生要诀是"寡欲多寿",认为只有去除求名贪财之心,让精神宽慰,才"可以保身,可以全生,可以养亲,可以尽年"。心地坦荡,不计较功名利禄,能够知足常乐,必获大寿。北魏萧大园说:"岂如知足知止,萧然无累?"(哪里有什么比得过知足知止、潇洒利落、无所拖累还快乐呢?)古人叹曰:"臣闻天地之性,唯人为贵。人之所贵,莫贵于生。唐荒无始,劫运无穷,人生期间,忽如电过,每一思此,罔然心热,生不再来,逝不可追,何不抑情养性,以自保惜。"明代养生学家高濂在《遵生八笺》里说:"人能安所遇而遵所生,不以得失役吾心,不以荣辱萦吾形,浮沉自如,乐天知命……知恬逸自足者,为得安乐本。"

《解人颐》一书中有一首歌谣:

> 终日奔波只为饥,方才一饱便思衣。
>
> 衣食两般皆俱足,又想娇容美貌妻。
>
> 娶得美妻生下子,恨无田地少根基。
>
> 买到田园多广阔,出入少船少马骑。
>
> 槽头拴了骡和马,叹无官职被人欺。
>
> 县丞主簿还嫌小,又要朝中挂紫衣。

这首歌谣形象地描述了有些人欲壑难填永无休止的心态。过高的欲望和心理压力会加速人的衰老。一个人的快乐不是因他拥有的多,而是因他计较的少。古人云:"知足者,欢喜常随,欢喜,纳祥也。多欲者,心常不满,不满,招灾也。"俄国作家克雷洛夫说:"贪心的人想把什么都弄到手,结果什么都失掉了。"古往今来,贪得无厌的欲望不知毁掉了多少人,使他们过早地离开了人世。国外一位学者说:"即使他拥有全世界,他每天也只能睡在一张床上,每天也只能吃三顿饭。"《农夫日记》里说:"我曾因无鞋子穿而沮丧,直到我在街上遇见一位无腿的人。"俄国作家托尔斯泰说:"欲望越小,人生就越幸福。"

清代养生学家石成金写过一首《知福歌》：

人生尽受福，何苦不知足。

思量愚昧苦，聪明就是福。

思量饥寒苦，饱暖就是福。

思量负累苦，逍遥就是福。

思量离别苦，团圆就是福。

……

我劝世间人，不要不知福。

这首歌谣劝人要知足，不要身在福中不知福。与逝去的同龄人相比，自己今天还活着，还享受着生活，就是福。

以往人们常讲人生有五福，所谓贵、寿、富、福、喜。美国匹兹堡大学教授许倬云院士说："不求是贵，少病是寿，够用是富，无欲是福，感激是喜。"我国著名作家杨绛在《一百岁感言》中说："保持知足常乐的心态，才是淬炼心智、净化心灵的最佳状态。我们总是如此渴望命运的波澜，到最后才发现，人生最曼妙的风景，竟是内心的淡定和从容。"

恬淡寡欲，不追求名利，是一种崇高的境界和心态，有了这种淡泊的心态，就不会对身外之物得而大喜，失而大悲，就不会牢骚满腹，攀比嫉妒。淡泊的心态使人始终处于平和的状态，保持一颗平常的心，有利于延年益寿。

《圣经》里说："因为我们没有带什么到世上来，也不能带什么去，只要有衣有食，就当知足。"又说："满了一把，得享安静，强如满了两把，劳碌捕风。"诗歌《我深信在那各各他山顶》中唱道："虽然有名利财宝一生在追求，但不能使我永远拥有。"美国学者布雷特说："别拿自己的人生和他人做比较，你根本不清楚他们的人生是怎么一回事。嫉妒让你浪费时间，你已经拥有你所需要的了。"

生命是宝贵的，但人的一生过得很快，应该珍惜每一天，轻松愉快地过好每一天。快乐不在于未来，而就在现在，只有把握今天的快乐，才不会留下明天的遗憾。莎士比亚说："你并不快乐，因为你永远追求着你所没有的事物，而遗忘了已有的事物。"哲学家耶克·米帖托斯说："能够欣赏手里拥有的东西的人，才是聪明人。"

美国心理学家卡耐基说："人性中最可怜的一件事情，就是不珍视今天的生活，老是梦想着天边的一座奇妙的玫瑰园，却偏偏不去欣赏今天就开放在我们窗口的玫瑰。我们总是无法及早学会，生命就在生活里，就在每一天和每一刻里。今天才是我们最值得珍视的一段时间，也是我们能够真正把握的时间。"

知足才能常乐，然而知足并不是完全放弃追求，古人讲："名利若存若亡，于非名利亦若存若亡，方可养生而延年。"适当、合理的追求，会使生活更加充实，有利于健康。

五、虚静养神

孔子曰："仁者静。"老子说："静胜躁，寒胜热，清静为天下正"，"静为躁君"，"致虚极，守静笃""不欲以静"（不要过分贪求，自然就平静了）。庄子曰："水静犹明，而况精神"，"虚静恬淡"，"清静多寿"，认为一个人如果终日躁动不安，思想不能逸息，定会心力交瘁，百病丛生。庄子提倡，凡有志于养生者，都应当有自我控制能力，善于在纷乱的环境中保持稳定、放松。

《黄帝内经》亦倡导神气清静内守："心常清静则神安,神安则精神皆安,以此养生则寿。"《中经》里说:"静者寿,躁者夭。"古人认为,"养静为摄生首务","静则神藏,躁则消亡","静可以养神,神气清静则可长生","静而日充者以壮,躁而日耗者以老","心境静时身亦静,心躁却是病生时","神清则寿长,多情则早衰","缓字可以免悔,退字可以远祸,苟字可以养福,静字可以养寿"。"静生慧",即处于安静状态下,思维敏捷清晰,做事不容易出错。《管子》一书里说:"能正能静,然后能定,定心在中,耳目聪明,四肢坚固,可以为精舍。"《韩非子》一书里说:"圣人之用神也静,静则少费","圣人爱精神而贵处静"。

明代养生学家吕坤说:"天地万物之理,皆始于从容,而卒于急促。急促者,气尽也;从容者,气初也。事从容有余味,人从容有余年。"即神情急促会影响身体正常机能,耗气损神;从容不迫,则脏器功能有条不紊,有利于延年益寿。宋代有一首诗:"春有百花秋有月,夏有凉风冬有雪。若无闲事挂心头,便是人间好时节。"佛学著作里有这样一句话:"问师初得经中字,入静犹烧内里香。"在香积寺的庙宇里有一匾额上写着"安禅制毒龙"五个大字,足见安静对心身健康是何等重要。《圣经》里说:"心中安静,是肉体的生命。"

在医学动物实验里,把小白鼠置于旋转盘上高速旋转,其寿命大大缩短。人在安静状态下,全身新陈代谢降低,能量消耗减少,脑细胞得以休息,副交感神经系统兴奋,乙酰胆碱分泌增多,可延缓衰老,预防脑萎缩。同时,交感神经系统兴奋性降低,血压下降,心脏负担减轻,全身血液循环得到改善,内脏血液供应良好,各器官功能均增强,增进了身体健康。

　　当人长时间紧张工作之后,常感到疲倦,头昏脑涨,注意力无法集中,工作效率降低。此时坐在椅子上,全身肌肉放松,微闭双眼,去除杂念,安详地进行深呼吸,默记呼吸次数,默念"松、松、松、安静、安静、安静",两三分钟之后,大脑的紧张即可得到缓解,心身全然轻松。美国芝加哥大学杰可布森博士(Edmund Jacobson)认真研究过人的眼睛,认为眼睛消耗了全身散发出的能量的四分之一。他说:"如果你能完全放松你的眼部肌肉,你就可以忘记所有的烦恼了。"静坐时,大脑细胞得以休息,使大脑功能恢复到最佳状态,身体的能量消耗比一般休息时再减少 20%,同时静坐可降低血液中的乳酸浓度,使人迅速消除疲劳,提高工作效率,促进身体健康。这种健身良方,已引起世界上许多医学专家的高度重视。

　　国外学者也意识到"静"对健康的重要性。近年来美国正在推广"美式静坐法",《八分钟静坐:安宁心境,改变一生》(8 Minutes Meditation: Quiet Your Mind. Change Your Life.)一书主张每天静坐八分钟,以达到调养心神的目的。创立心身医学中心的哈佛医学院教授赫伯特·本森(Herbert Benson)所著《放松疗法》(The Relaxation Response)一书,认为静坐者能够达到更沉静、更快乐的境界,增进满足感,增强免疫系统功能,舒缓精神压力,且能治疗与压力相关的疾病。影像技术显示,静坐可疏通脑部血液循环。美国学者约瑟夫·伍尔帕说:"放松是焦虑的天敌,因为它能够化恐惧为坦然,中断过去的胡思乱想。"美国心理学家弥兹说:"宽松就意味着享受。"

　　中国早在先秦时期,就有了"静养"的记载,其后历代不断发展,可谓历史悠久,源远流长。"静养"的形式分为静坐和静卧。西方学者正是借鉴了中国传统医学养生学的"静坐",用现代医学科学进行研究提高。美国西点军校也开设了静坐课程。爱荷华州(Iowa)美田市(Fairfield)从小学到大学,都开设了静坐课,每天进行两次集体静坐。美国现在约有一千万人每天至少静坐十分钟。在德国,放松训练已成为小学教育的一部分,学校开设有专门的放松课,每天午餐前,在拉上窗帘的教室里,孩子们闭上眼睛,脸伏在桌面的软垫上,听着舒缓的音乐,在老师节奏缓慢的指导语引领下,全身一点儿一点儿地放松,在愉悦中结束上午的学习。

中国传统医学养生学"静养"的要领是:闭目、清心、息静、体松、意守,分列如下:

(1)闭目:闭目能养神。

(2)清心:清静无为,静心寡思,天高云淡,虚怀若谷。

(3)息静:"息"意为呼吸。"古之真人,其息深深。"真人,是指对养生之道有高深修养的人。呼吸要深长、均匀,逐渐做到细、绵,要自然,不要勉强。深呼吸时,肺泡充分扩张,吸入氧气,呼出二氧化碳,使机体供氧充足,并且使副交感神经兴奋,促使人"入静"。进行腹式深呼吸时,膈肌上下活动,对腹腔器官也起到按摩作用。深呼吸时,还可同时默念"呵""嘘""呼""嘶""吹""嘻",中国传统医学养生学"六字诀"认为,这依次对心、肝、脾、肺、肾、三焦有益。

(4)体松:全身肌肉、肢体关节完全放松,"体松如绵"。养生学谓"三松一匀",即"眉间松,鼻下松,双肩松,呼吸匀"。有学者称,额肌最难放松,若此处放松,则全身随即放松。全身放松有利于"入静"。

（5）意守：排除杂念，意念专注于身体某部位，如双眉间（上丹田）、脐下（下丹田），或体外某物某景，均有利于"入静"。但要似守非守，似有似无，不可用意太强、太专一，否则会适得其反。

息静、体松、意守可抑制交感神经中枢的兴奋性，使体内能量消耗减少，心率减慢，血压下降，增强免疫系统功能。

"静养"的方式包括：

（1）静坐：姿势不必拘泥，盘坐、端坐均可，以自然舒适为宜，平平常常，默然静去。

（2）静卧：多采用右侧卧位，这符合解剖生理，因为心脏位于胸腔左侧，胃幽门在右上腹与十二指肠相接，右侧卧位既不影响心脏舒缩，也有利于胃排空。也可采取平卧位，"早晚仰身卧，体松神安然。"

（3）其他：日常活动如行走、等候时，均可融入"静""松"，做事不慌不忙，行立坦然。"行也禅，坐也禅，语默动静体安然。""禅"是梵文 Dhyāna 的音译"禅那"的略称，淡定自如，专注一境，自性不动为禅，与"静""松"同义。"静时固戒动，动而不妄动，亦静也。""动静合宜，气血和畅，百病不生，乃得尽天年。"

"静养"的时间每次 10～30 分钟。

《养生论》里说："神躁于中，而形丧于外；犹君昏于上，国乱于下也。"《内经》里说："主明则下安，……主不明则十二官危。"精神安静时，头脑清晰，思路敏捷，处理事情井井有条，大脑向各系统发出的指令准确无误，体内各脏器的运转有条不紊;反之,烦乱之时,大脑向各系统发出的指令会受到影响,体内各器官也难以正常运转,如组织代谢失调,蛋白质降解不完全,这正是导致各种疾病发生的重要原因之一。

六、意念

意念就是人对事物的想像。

1. 意守

意守,即意念处于"静"的状态,注意力集中在某景某物上,排除杂念,以一念代万念。意守时心身要放松,不要强制,要自然,似守非守,可促使入静。凡是能怡情悦性的事物都可以意守,如美丽的鲜花、挺拔的大树、冉冉升起的红日、柔和清凉的月光、雄伟的高山、浩瀚的大海、涓涓的溪流等。

2. 意念活动

意念活动,即意念处于"动"的状态,中医说:"人心思火则热,思水则凉","内想大火,久久觉热;内想大水,久久觉寒"。在炎热的夏天,"更宜调息净心,常如冰雪在心,炎热亦于吾心少减;不可以热为热,更生热也","避暑有要法,不在泉石间,宁心无一事,便到清凉山"。可以想像头顶上有一冰块,不断缓缓溶化,自头至足,徐徐洗涤全身,就会感到凉爽。也可以想像在湖畔、海边漫步,观看水面的涟漪,在山谷的蜿蜒小道中徜徉,在田野旁驻足,观赏盛开的花朵和绿油油随风起伏的禾苗,自然会心静体松。中医著作里还有这样的记载,身体某处有炎症,可想像有冰水流过,疼痛随之减轻,有助于炎症的消退。美国医学报道,一位医生嘱咐一位喉癌患者,每天都想像自己体内的淋巴细胞大军正在围歼癌细胞,过了一段时间,这位患者竟奇迹般地痊愈了。后来,这位医生用同样的方法帮助许多患者战胜了癌症。肢体瘫痪者,可想像并指令瘫痪肢体做各种各样的动作,实践已证明,这有助于肢体活动的康复。

　　美国运动学家戴夫·史密斯对 18 名学生进行实验,将他们分为三组,要求其中一组在四周内进行 8 次弯曲手指活动,每次 20 下,第二组在同一时间内想像弯曲手指,第三组学生什么也不干。四周后,前两组学生手指力量有明显增强,而既未实际活动手指,也没有想像活动手指的第三组学生,手指力量没有变化。史密斯指出:"当你身临其境般地想像在做某件事情时,由于你所产生的各种感觉,大脑的活动会与你真正做那件事情的时候非常相似。"

第五篇　日常生活

日常生活中的各种行为,直接关系着人们的身体健康。医学统计表明,近 60％ 的非传染性疾病是由生活方式和行为不当所致,甚至很多癌症也与不当行为密切相关。世界卫生组织发布的健康公式是:**健康＝15％ 遗传＋10％ 社会因素＋8％ 医疗＋7％ 气候因素＋60％ 生活方式**。可见,决定健康的主要因素可能是一直被我们忽略的生活方式和行为。不良生活方式导致的疾病,已成为影响世界人民健康的第一大问题,前世界卫生组织总干事中岛宏博士说:"世界上绝大多数影响健康和使人过早夭亡的问题,都可以通过改变人们的行为来防止。只要改变一下生活方式,死亡率可降低 50％。"

日常行为,也应遵循"中庸"法则,调和适中,和谐均衡,勿太过亦勿不及。中国传统医学养生学认为:"起居适,饮食节,寒暑适,则身利而寿命益";"人凡常不饥不饱,不寒不热,善。行住坐卧,言谈语笑,寝食造次之间,能行不妄失者,则可延年益寿";"养性之道,莫久行、久坐、久卧、久视、久听。莫强食欲,莫大沉醉,莫大愁忧,莫大哀息。此可谓能中和,能中和者必久寿"。

一、进食

民以食为天,进食是人的基本生理需求。食物提供能量,提供机体必需的各种营养物质。"服食养生","安身之本,必须于食","脾胃为后天之本","安谷则昌,绝谷则危"。法国著名学者让·安泰尔姆·布里亚-萨瓦兰曾说:"一个民族的命运,要看她吃的是什么和怎么吃。""告诉我你吃什么,我就知道你是什么样的人。""牲畜吃饲料,人吃饭,可是只有聪明人才懂进餐的艺术。"

1. 营养来源

(1)蛋白质。牛奶、鸡蛋、瘦肉、豆类等是富含蛋白质的食物。蛋白质是组成肌蛋白、白蛋白、血红蛋白、免疫球蛋白的原料,是细胞的结构基础,而机体所有器官组织均由各种细胞组成。蛋白质缺乏时,机体生长发育受影响,抵抗力下降,对创伤或手术后组织的修复不利。但若蛋白质摄入过多,会增加消化系统及肾脏的负担。美国科学家发现,实验鼠单纯食用动物蛋白质,生长得比较快,但死得也比较早。饮食中蛋白质越高,肾脏病变的几率越大,病情也越严重,所以蛋白质的摄入也要"中庸"适量,而且最好选用优质蛋白。尤其当肾脏功能不良时,由于蛋白质代谢产物如尿素、肌酐等不能完全排出体外,在血中超过正常浓度,可导致尿毒症,因此肾功能不良者,须限制蛋白质摄入。

牛奶属于优质蛋白,富含必需氨基酸(人体不能制造的氨基酸)。牛奶是最好的最接近人体天然需要的食品,每500毫升牛奶含有蛋白质16.5克、脂肪17.5克、糖22.5克、钙600

毫克、维生素 A 200 国际单位、维生素 D 10 国际单位,能满足人体每天所需动物蛋白的 50%、热能的 30%、钙的 50%,有人将牛奶比作"白色血液"。牛奶里丰富的钙,可防治缺钙性疾病,如婴幼儿佝偻病及中老年人骨质疏松症。牛奶还含有乳清酸,可阻止肝脏合成胆固醇,使血液中的胆固醇含量降低,有助于预防动脉硬化。澳大利亚学者发现,牛奶中的乳脂含有一种能阻止肿瘤生长的物质,这种物质能抑制恶性黑色素瘤、直(结)肠癌、肺癌、乳腺癌等癌细胞的生长。此外,牛奶还含有紫香酮、棉籽酸等其他抗癌物质。英国研究人员收集了 3000 多份相关报告,仔细对比了冠心病、中风等疾病与喝牛奶之间的关系,结果发现,喝牛奶可使这些疾病死亡的风险降低 15% 到 20%。酸奶营养丰富,且易于消化吸收,是老年人长寿的佳酿。酸奶可以改善肠内 pH 值,抑制杂菌生长,同时也抑制某些菌所产生的致癌因子。酸奶可以提高人体免疫功能,增强天然杀手细胞的活力,以对抗癌细胞,特别是肺癌、结肠癌。酸奶可促进肠蠕动,防止便秘,它还含有多种酶,能促进消化吸收。唐代医药学家孙思邈说:"牛奶性平,补血脉,益心长肌肉,令人身体康健、润泽,面目光锐,志气不衰。故为人子者,须供之以食","此物胜肉远矣"。

鸡蛋含有丰富的优质蛋白和卵蛋白,蛋黄富含卵黄磷蛋白。每 100 克鸡蛋含蛋白质 14 克及脂肪 8.6 克。鸡蛋还含有维生素 A,以及硒、铬、锌等微量元素,这些都是婴幼儿成长及维持人体健康所需要的。鸡蛋中所含卵磷脂、胆固醇和卵黄素,对神经系统及身体发育有很大好处。它还包含大量叶黄素,这种抗氧化剂能防止眼睛出现黄斑变性或被紫外线伤害。

有人认为,因为蛋黄含胆固醇高,老年人,特别是动脉硬化的心血管病人不能吃。其实,这种观点是片面的,蛋黄所含的胆固醇几乎全是好胆固醇(高密度脂蛋白胆固醇),可以使血中高密度脂蛋白增高,对心血管有保护作用,而蛋黄中的卵磷脂是一种很强的乳化剂,可以使胆固醇和脂肪乳化为极细的颗粒,从血管中排出,为机体组织所利用,从而降低血脂浓度。日本学者英辅认为,对于血胆固醇不高的老年人,每天膳食中胆固醇只要不超过 1 克即可;如果血胆固醇偏高,则应限制在每日 0.5 克以下。每个鸡蛋黄内含胆固醇 0.2 克,因此,综合考量鸡蛋所含成分及其含量,老年人每天吃一个鸡蛋,不仅无碍,而且必要。

豆制品是高蛋白食物,含必需氨基酸及非必需氨基酸,以及多种维生素和铁、锌、镁等微量元素。大豆及其制品中所含的丰富的不饱和脂肪酸、维生素 E 和卵磷脂,均可降低血中的胆固醇。其所含的大豆皂苷,能有效降低血脂,且具有抗氧化、抗血栓和调节免疫功能的作用。大豆的钙含量高于牛奶,钾的含量也比较丰富。大豆富含磷脂,是构建脑细胞的重要物质,可提高神经系统的机能和活力。豆制品还含有抗癌物质,其中异黄酮可预防乳腺癌和直肠癌。

(2)脂肪。脂肪主要提供热量,是脂溶性维生素(维生素 A、D、E、K)的载体,协助人体对这几种维生素的吸收,脂肪也是脑细胞的润滑剂。脂肪中的饱和脂肪酸能形成有害的胆固醇(即低密度脂蛋白胆固醇),在动脉血管壁上沉积,形成动脉硬化。而不饱和脂肪酸能形成有益的胆固醇(即高密度脂蛋白胆固醇),它能从动脉血管壁上带走脂肪,可预防动脉硬化的形成。除鱼油之外的动物脂肪主要含饱和脂肪酸,经常食用会使有害的胆固醇水平增高。而鱼和鱼油主要含 Ω-3 脂肪酸,属于多不饱和脂肪酸,可以降低血中有害胆固醇水平,其降血脂的功效是植物油的 2～5 倍。鱼油还能降低甘油三酯,同时,鱼油能减低血液的黏度,抑制血小板凝集,从而改善微循环,防止血栓形成。生活在北冰洋格陵兰岛的爱斯基摩人以鱼为食,研究发现,他们心血管病的发病率几乎降到零。鱼类,特别是海鱼,含有丰富的二十二碳六烯酸,属于不饱和脂肪酸的一种,是构成神经细胞中脑磷脂的必需成分,是促进脑细胞发育的最重要的物质,可以使脑细胞之间的联系加强,信息传递加速,从而提高大脑的思维能力和记忆功能,延缓老年人脑功能的衰退和老年痴呆症的发生。植物油中大豆油、玉米油、芝麻油、葵花籽油里多不饱和脂肪酸含量较高,可以降低胆固醇水平。橄榄油和花生油含有丰富的单不饱和脂肪酸,可显著降低血液总胆固醇和有害胆固醇水平。美国宾西法尼亚大学的克里斯·艾森特教授对橄榄油、花生油与心血管疾病的关系进行研究,发现食用橄榄油可使心血管疾病发生的几率降低 25％,食用花生油及花生制品可降低 21％。

血中总胆固醇正常值:2.86～5.98 mmoL/L（110～230 mg/dL）

高密度脂蛋白（HDL）胆固醇正常值:0.78～2.2 mmol/L（30～85 mg/dL）

低密度脂蛋白（LDL）胆固醇正常值:<3.4 mmol/L(130 mg/dL)

甘油三酯（TG）正常值:0.22～1.21 mmoL/L（20～110 mg/dL）

血中胆固醇尤其是低密度脂蛋白胆固醇浓度过高对健康不利，但人体也需要有一定量的胆固醇，才能维持正常机能，因为它是构筑细胞膜、合成重要激素和维生素不可缺少的物质。胆固醇是人体性激素的前体，男性的雄性激素、女性的雌性激素都是由胆固醇演变而来。胆固醇还是维生素 D 的前体，维生素 D 有两大来源，其一是从外界食物摄入，其二是通过太阳中的紫外线照射皮肤产生维生素 D。皮肤产生维生素 D 的物质基础就是胆固醇。胆固醇可以帮助消化脂肪，肝脏分泌的胆汁可以乳化脂肪，帮助分解和消化食物中的油脂，而胆固醇就是胆汁的重要成分。

研究表明，总胆固醇水平太低的妇女容易早产，胆固醇太低也会导致焦虑和抑郁。

（3）碳水化合物。各类谷物，如麦、稻、玉米、小米等，含有约 60％～80％ 的碳水化合物，在体内主要转化为葡萄糖，为机体提供热量。谷物中还含有 8％～11％ 的蛋白质和多种维生素、微量元素及膳食纤维等营养物质。碳水化合物食物若进食过少，则体内能量不足，倦怠无力，更重要的是，葡萄糖是脑细胞的唯一能量来源，一旦由于进食过少，血糖浓度下降，脑细胞能量缺乏，会导致大脑活力下降而发生脑功能障碍，出现头晕、心动过速、出冷汗等症状，重者可导致"低血糖昏迷"。若进食过多，则热量过剩，易导致肥胖、糖尿病及动脉硬化，引发冠心病，促使大脑早衰和智力减退。

2. 进食种类

进食种类宜杂不宜偏。食物种类繁多，五谷杂粮，鱼肉禽蛋，蔬菜水果，各自所含营养成分不同，可以互相补充。《黄帝内经》云："五谷为养,五果为助,五畜为益,五菜为充。"只要所进食物多样化,不偏食,不挑食,就能获得人体所需的各种营养。广泛地从各类食物中摄取均衡的营养,是饮食的延年益寿之道。

世界卫生组织营养专家对老年人饮食的指导意见是:脂肪应占膳食总热量的 15％～30％,蛋白质应占膳食总热量的10％～15％,而 50％～70％ 的热量则需碳水化合物来提供。因此,合理的膳食结构应是荤素兼顾,以素为主,粗细搭配,均衡营养,蔬菜水果,多种多样。

膳食中蛋白质、脂肪不能没有,以营养价值高的牛奶、鸡蛋、鱼和瘦肉为佳,但不可过多,以免加重肝、肾负担。古人说:"少食肉,多食饭","常宜清淡之物,大小麦面粳米等为佳"。近年来,西方也大力提倡淡食,西方营养学界提出:"饮食清淡、热量平衡是健康的关键。"

美国研究人员在实验中发现,低碳水化合物、高蛋白的饮食增加了老鼠患动脉硬化的几率。研究人员用含 12％碳水化合物、43％脂肪和 45％蛋白质的食物喂食一组老鼠,这些老鼠出现心血管损害的几率大大高于用含 65％碳水化合物、15％脂肪和 20％蛋白质的标准食物喂食的老鼠。

英国剑桥大学在一项研究中,分析了十多个国家的人的饮食习惯与癌症之间的关系,结果发现,食用淀粉类食物(谷物)愈多,肠癌的发病率愈低。例如,以肉类为主食的澳大利亚人,结肠癌发病率是以淀粉类为主食的中国人的 4 倍。美国加州大学的科学家发现,红肉(牛肉、羊肉、猪肉)所含的有害糖类分子,是人体所没有的,人食用后可能会引起有害的免疫反应,会导致心脏病和癌症发生。美国一项为期 10 年的随访研究显示,大量食用牛肉、羊肉等"红肉"及热狗香肠等加工过的肉类食品,会增加老年人死亡率,也会增加患癌症和心脏病的几率。美国马里兰州国家癌症研究中心的研究人员,10 年间调查 54.5 万名 50 岁至 71 岁中老年人的饮食习惯并随访,10 年间共有 7 万多人死亡,调查显示,吃肉最多的五分之一的人,比吃肉最少的五分之一的人,因患心脏病和癌症的死亡率更高,每周食用 0.79 公斤牛肉的男性,比每周红肉食用量不到 0.14 公斤的男性的死亡率高 22%,死于心脏病的几率高 27%。哈佛大学研究发现,以猪肉、牛肉、羊肉为每日主食的女性,患肠癌的比例比每月只吃几次肉的女性高 2.5 倍。大量吃红肉的女性与少食红肉的女性相比,死于癌症的几率高 20%,死于心脏病的几率高 50%。而食用鸡肉、鱼肉等"白肉"较多的人,早死的风险相对较小。美国研究人员对 17.5 万名的男性展开调查,在研究进行的 9 年中,有 10313 人罹患前列腺癌,统计发现,吃红肉最多的人罹患前列腺癌的风险比吃红肉最少的人高三分之一。多项研究发现,常食红肉的人群患结肠癌、乳腺癌、冠心病等疾病的危险会提高。澳大利亚科学家发现,常食红肉者癌症发病率比不食者高 30%,直肠癌发病率高 40%。而常食鱼肉、家禽肉则可预防癌。

　　各种各样的食物,所含的营养成分各不相同,可以互相补充,什么都吃就什么都不缺。米糠含有丰富的维生素 B_1,如果长期只食用精米,就易患维生素 B_1 缺乏症(俗称脚气病)。麦麸、薯类、燕麦等粗粮富含膳食纤维,可吸附肠道内的代谢废物及随食物进入体内的有毒物质并及时把它们排出体外,缩短毒废物质在肠道内的滞留时间,并减少肠道对毒废物质的吸收,还能清除粘在肠壁上的毒废物质和有害细菌,使大肠内壁形成光滑的薄膜,利于食物残渣快速通畅地排出体外,防止便秘,预防结肠癌。"子欲长生,肠中当清",所以应常吃一些全麦面、红薯、马铃薯等。玉米营养丰富,含蛋白质、脂肪、糖类、膳食纤维和钙、磷、硒、卵磷脂及维生素 E 等,维生素含量是稻米、小麦的 5～10 倍,膳食纤维含量是大米的 10 倍,天然维生素 E 可降低胆固醇,延缓衰老。中美洲印第安人中几乎没有人患高血压病、高脂血症、冠心病,主要得益于他们以玉米为主食。燕麦含极丰富的亚油酸和皂甙素,能降低胆固醇,预防动脉硬化。燕麦富含膳食纤维和高分子碳水化合物,独特的水溶性纤维 β 葡聚糖会延长碳水化合物的消化时间,推迟小肠对淀粉的消化和吸收,使餐后血糖上升缓慢,可控制餐后血糖急剧上升和预防糖尿病。燕麦中的维生素 E、亚麻酸、铜、锌、硒、镁等,可清除体内多余的自由基,抗衰老。

蔬菜水果,除含少量蛋白质和糖外,主要含各种维生素、电解质和微量元素。番茄的维生素 C 含量很高。番茄所含的有机酸能促进胃液分泌,帮助消化,调整胃肠功能,还含有维生素 B_1、维生素 B_2、胡萝卜素、糖、蛋白质以及丰富的磷、钙等,并含有丰富的番茄红素(lycopene),具有很强的抗氧化能力,且能大幅降低罹患前列腺癌等癌症的几率,男人每天吃一个番茄,患前列腺癌的几率可减少 45%。由于番茄红素是脂溶性的,因而用油炒后食用更好;生吃番茄可摄取较多的维生素 C、钾、镁等重要营养素,因此番茄最好生熟搭配吃。菠菜富含铁、维生素 B 族和叶酸,能治疗缺铁性贫血。哈佛大学的研究指出,菠菜含有类胡萝卜素,可减低视网膜退化的危险,保护视力。椰菜花富含胡萝卜素及维生素 C,长期食用可以减少罹患乳癌、直肠癌及胃癌的几率。法国和美国的科学家发现,绿菜花不仅维生素和矿物质的含量丰富,而且还具有对抗幽门螺杆菌的功效,而幽门螺杆菌是引起慢性胃炎、胃溃疡和胃癌的重要因素。大蒜、葱不仅具有抗菌抗癌作用,还含有前列腺素 A,能扩张小血管,促进血液循环。大蒜含有维生素 A、B、C 和微量元素硒、锗、磷、镁、锌等,可增强机体的免疫功能,能阻断致癌物质亚硝胺的合成,减少癌症发生,还可降低有害胆固醇,有助于增加高密度脂蛋白,预防动脉硬化,防治心脑血管疾病。山东苍山县是著名的大蒜之乡,其胃癌死亡率是长江以北 100 万人口以上县中最低的。洋葱所含的化合物能阻止血小板凝聚,加速血液凝块的溶解,防止血栓形成。洋葱可增加血中有益的胆固醇(即高密度脂蛋白胆固醇)的含量,每天生吃半个洋葱,可增加约 30% 的有益胆固醇的含量。洋葱含有一种抗糖尿病的化合物,具有刺激胰岛素合成和释放的作用,可防治糖尿病,还能抗癌。白萝卜不仅含有丰富的维生素 C,还富含纤维素、木质素及淀粉酶,其中木质素可吸附病毒及毒素,能使体内的淋巴细胞吞噬癌细胞的能力提高 2～4 倍,具有抗癌作用。生姜能健脾温胃,刺激胃液分泌,促进血液循环,且有抗菌作用。生姜含有较多的挥发油和一种类似水杨酸的有机化合物,可以抑制人体对胆固醇的吸收,且有防止血栓形成的作用。所以人们常说:“冬吃萝卜夏吃姜,不劳医生开处方”,“早上一片姜,胜似服参汤”。黄瓜除含有多种维生素外,还含有植物细纤维,有促进排泄肠道腐败物质和降低胆固醇的作用,黄瓜所含的丙醇二酸,可以抑制碳水化合物转化为脂肪。猴头菇含有半乳糖,以及甘露糖、木糖、葡聚糖等活性多糖体,能帮助胃肠道消化机能,促进新陈代谢,能抑制癌细胞中遗传物质的合成,从而预防和治疗消化道癌症和其他肿瘤。猴头菇含有猴头菌酮(Hericenone-D)及猴头菌多醇(Erinacine-C)两种成分,被认为是一种能保持脑细胞活性的物质。

苹果含多种维生素及钙、磷、铁、钾、苹果酸、果胶等,法国科学家研究发现,苹果酸可在肠中与胆酸结合,阻碍肠内胆固醇的重吸收,起到降低胆固醇的效果,其所含的果胶也可降低胆固醇,并具有防止脂肪聚集的作用。苹果富含叶酸、纤维、果胶和抗氧化物,有助于预防心脏病,且富含黄酮类化合物,有助于抗癌。此外,苹果的香气可以减轻心理压抑感,治疗抑郁症和失眠症。俗话说:"一天一个苹果,可以不去诊所。"大枣含有葡萄糖、果糖和蔗糖,以及十三种氨基酸、维生素 C、维生素 B_2、维生素 E 以及 36 种微量元素,具有镇静抗癌作用,"每天三个枣,一生不显老。"猕猴桃又叫奇异果,含 β-胡萝卜素、维生素 E、维生素 C、叶绿素、精氨酸、多酚类等。其维生素 C 含量是柳橙的 1.7 倍,维生素 E 的含量是樱桃的 2 倍,镁的含量是菠萝的2.2倍,抗氧化功能是番茄的 3.3 倍,但热量却最低。猕猴桃中的寡糖、膳食纤维与含硫的蛋白分解酶,能促进肠胃蠕动,增强消化能力,有效排出体内废物,减少毒素囤积,加上 β-隐黄素的作用,可降低大肠癌症的发病率。猕猴桃低钠高钾,含丰富的镁和可避免血管阻塞的精氨酸,有助于预防心脑血管疾病。此外,它还有稳定情绪的功效,调查结果显示,睡前吃猕猴桃,可使睡眠变得更香甜。另外,猕猴桃因其能抗辐射、抗氧化、抗自由基,具有延缓衰老、美容养颜的作用。水果种类不同,所含成分各异。水果中所含的果糖在体内可转变为脂肪,所以吃水果也要适量,若进食大量水果,则须相应减少主食。

核桃含亚油酸、精氨酸等抗氧化物质,以及有益健康的 $\Omega-3$ 脂肪酸和维生素 E,有助于保护心血管,预防冠心病,且可健脑,对防治老年性痴呆症、神经衰弱及脱发有效、研究表明,吃核桃还有助于降低患癌风险。芝麻富含维生素 A、B、C、D、E 及钙、磷、铁、卵磷脂等营养物质,还含有抗氧化物质芝麻素和麻油酚。中医认为芝麻可以滋补肝肾、润养脾肺、通便养颜、健脑益智。

花生又称"长生果",营养价值比粮食类高。它含有大量的蛋白质和脂肪,特别是不饱和脂肪酸的含量很高。花生含有维生素 E 和一定量的锌,能增强记忆,抗老化,延缓脑功能衰退。花生中的微量元素硒和另一种生物活性物质白藜芦醇可以防治肿瘤类疾病,同时也可降低血小板聚集,有助于预防和治疗动脉粥样硬化引起的心脑血管疾病。花生中的维生素 K 有止血作用,花生红衣的止血作用比花生更高出 50 倍,对多种出血性疾病都有良好的止血功效。2013 年美国《营养学》期刊的一篇文章指出,花生中的脂肪酸,80% 是不饱和脂肪酸,再加上其他成份的作用,能降低低密度脂蛋白胆固醇(即有害的胆固醇)的含量,让心脏更加健康。常吃花生的人,患冠心病的风险能减少 35%。科学家研究还发现,花生中的叶酸和其他抗癌物质可降低患结肠癌的风险：每周至少吃两次花生的女性，患结肠癌的风险能降低 58％；而每周至少吃两次花生的男性，患结肠癌的风险能降低 27％。如今，美国航空航天局已将花生定为航天食品之一。

在 2013 年国际营养大会（International Congress of Nutrition）上，哈佛大学公众健康学院的 Frank Hu 教授公布了有关坚果及其对慢性疾病的流行病学研究结果：每日食用少量坚果（15 克花生，7.5 克榛子和 7.5 克杏仁），每周食用 5 次以上，可以使心血管疾病的发病率降低 28％。经常食用开心果可以降低二型糖尿病的发病率。

总之，只要进食多种多样，就能获得身体所需要的各种营养。对人体健康真正有益处的是天然食物、新鲜蔬果，无需追求名目繁多的滋补营养保健品。俗话说得好："萝卜白菜保平安，久蓄甘厚必成毒。"寿在薄养，食贵平常。我国广西巴马，是世界五大长寿乡之一，除了遗传因素和山清水秀无污染的环境外，当地群众生活简单，没有奢望，甚至厨房里除了油、盐、酱油，没有第四种佐料，简单朴素的生活也是促成该地区人民长寿的原因之一。

3. 食量

食量宜不多不少，不饥不饱。《吕氏春秋》里讲："凡食之道，无饥无饱，是之谓五脏之葆（"葆"即"安"之意）。"《千金要方·道林养性》里说："是以善养性者，先饥而食，先渴而饮，食欲数而少，不欲顿而多。"《养老奉亲书》里说："饮食温软，不令太饱。"

进食过少，会影响生长发育，使机体抵抗力下降，引起各种营养不良性疾病,如营养不良性贫血、营养不良性肝硬化、维生素微量元素缺乏性疾病等。

　　进食过多,会加重胃肠负担,胃的容量有限,"物满则溢",过多的混有胃酸的食物会反流入食道,久之可引起反流性食道炎。进食过多可导致肥胖症、脂肪肝、动脉粥样硬化、高血压、糖尿病等。食物热量过多还可加速胸腺的衰老,而胸腺与机体的免疫功能密切相关。古人云:"饮食自倍,脾胃乃伤","饮食不节,以生百病","百病横夭,多由饮食"。

　　医学文献报道,饱食可诱发大脑中一种酸性芽细胞生长因子大量分泌,该因子可促使血管内皮细胞增殖,造成血管狭窄,供血能力减弱,从而加重脑缺氧,脑细胞因缺血缺氧而退化、坏死,致使大脑早衰,严重危害智力。美国科学家最新发表的一份研究报告称,肥胖者的前额脑叶和颞叶的脑组织比正常人少,这部分脑组织主要负责人的规划和记忆功能。此外,肥胖者大脑控制长期记忆及运动功能部位的脑组织也比正常人少。报告还指出,超重的人其脑部组织要比正常人少4%,而且衰老程度要早8年;肥胖者的脑部组织比正常人少8%,衰老程度要早16年。学者史密斯(Smith)指出,生命初期过多进食会促进成熟,而成熟期的过度营养,则会增加某些退化性病变的发生,从而缩短寿命。瑞典科学家指出,过多食用高脂肪食品,可能阻碍脑细胞再生,影响记忆力和思维能力。日本关东大学临床调查发现,大约30%～40%的老年性痴呆症,与患者年轻时食量偏多有关。

　　古人早就认为少食有利于健康,可延年益寿。中医著作里说:"谷肉菜果中,嗜而欲食之,必自裁制。勿使过焉,则不伤其正。""善养生者养内,不善养生者养外,善养内者以恬脏腑,调顺血脉,使一身之流行冲和,百病不作;善养外者恣口腹之欲,极滋味之美,穷饮食之味,虽肌体充腴,容色悦泽而酷烈之气,内蚀脏腑,精神虚立,安能保全太和,于臻遐龄。"即饮食有所节制,有益于健康;而饱食导致肥胖,貌似强壮,但可引起各种疾病,难以长寿。

医学实验表明,被给予过多热量的一组小白鼠,其寿命比对照组明显缩短。美国医学家做过这样的实验:100 只猴子肆意吃饱,另外 100 只猴子以七八分饱定量供应,结果是:敞开吃饱的那 100 只猴子,胖猴多,脂肪肝多,冠心病多,高血压多,死的也多,十年内死了 50 只;另外 100 只吃七八分饱的猴子,苗条健康,精神好得多,很少生病,十年内才死了 12 只,观察到最后,所有的高寿猴子都是那些喂七八分饱的猴子。美国科学家实验发现,采用限食的方法,小白鼠的平均寿命可以延长 45% 左右。

营养学上有一个著名的"限食长寿理论",也叫做"马凯伊效应",是美国科学家马凯伊于 1934 年提出的。在他的动物实验中,实验组在保证其他营养的前提下,限制幼鼠总热量的摄入,而对照组不限制热量摄入。实验结果如下:对照组在两年内全部衰老死亡,而限制热量的实验鼠普遍活到 3~4 年之久,比对照组寿命延长 1~2 倍。限制热量的实验鼠,其肿瘤的发病率比对照组低得多。

进一步的科学研究显示,控制食量、限制热量,一方面使活性氧自由基生成减少,另一方面可以保护人体内抗氧化酶的活力,并维持抗氧化酶的水平,从而使活性氧自由基得到及时清除,达到抗衰老的目的。

目前医学界公认,低热量饮食可延年益寿。美国阿鲁恩·鲁伊教授指出:限制热量摄入,长期处于微饥饿状态者的寿命比终日饱食者长 20％以上,因为微饥饿能激发机体的潜能,减慢细胞衰亡,使人的新陈代谢处于最佳状态,减少慢性病的发生。英国《自然》杂志发表论文称,英国科学家发现,当老鼠处于饥饿状态时,它们身上有一种与抗衰老有关的基因开始发挥作用,以维持血液中葡萄糖的平衡,这项发现使微饥饿与长寿关系的研究又进了一步。2013 年英国《自然通讯》杂志发表上海交通大学赵立平教授带领的研究团队撰写的论文《终身节食对小鼠肠道菌群的影响》,表明通过节食,可以使某些与寿命呈正相关的细菌(如乳酸杆菌属的细菌)显著富集起来,而与寿命呈负相关的细菌被抑制,血液中的内毒素结合蛋白(一种炎症的指标)也显著下降。这项研究表明节食利于菌群优化,以延长寿命,为"节食有益于健康"提供了科学依据。美国科学促进协会称:"战争早已停止,现在死在餐桌上的人,比死在枪炮下的人还要多。"一项对长寿者的膳食调查结果提示,适当限制食物总热量有利于老年人的健康长寿。例如,厄瓜多尔一个长寿村的人均食物总热量只是英国人的一半。享年 116 岁的日本长寿老人木村次郎的座右铭是"食具细,则延寿",并保持"饭吃八分饱"的原则。有学者称:"你吃的东西,只有四分之一用来维持生命,另外四分之三用来养活商人和医生。"

食量应根据年龄、性别、劳动强度而定。日常生活中切记:"少吃多滋味,多吃坏脾胃","食不欲过饱","每餐八成饱,保你身体好","要活九十九,每餐留一口"。每日三餐分配的原则是:早饭吃饱,午饭吃好,晚饭吃少。英国谚语说:"早餐自己吃,午餐分着吃,晚餐给别人吃。"美国加利福尼亚州一家医院候诊室墙上的横幅是:"早餐吃得像国王,午餐吃得像公主,晚餐吃得像贫民。"有学者说:"别让任何人用食物来'爱'你。"早晨起床时,距前一日晚餐已十几个小时,大脑内无糖元储备,脑细胞急需能量供给,所以早餐一定要吃好吃饱。同时,在夜间分泌的胃酸需要与早餐吃下的食物中和,如不吃早餐,胃酸就会刺激胃壁,诱发胃溃疡等疾病。而晚餐距睡觉时间间隔较短,且餐后活动量小,因而热能消耗较少,若进食过多,胃、肠、肝、胆紧张运转的信息不断传递给大脑,使大脑处于兴奋状态,干扰睡眠,而且过多的能量会转化为脂肪沉积在腹部和血管内膜,促使动脉硬化形成。晚餐过迟过饱,流向胃肠的血液增多,心脏冠状动脉供血减少,可诱发心绞痛。此外,胃黏膜上皮细胞寿命很短,2～3天就要再生一次,这一再生过程通常是在夜间胃肠道休息时进行的。如果经常在夜间进食,胃肠黏膜就不能得到及时修复。晚上吃的食物滞留胃内,会促使胃液大量分泌,长期下去也会增加患胃癌的风险。晚餐过饱、过丰盛,加之饮酒过多,容易诱发急性胰腺炎甚至猝死。所以说:"人欲寿长久,夜饭须减口。"古人还说:"一日之忌者,暮无饱食","夜饱损一日之寿"。

日本营养学家为了让大家饮食均衡,保持身体健康,特别提出每日健身食谱"123456"作为饮食质与量的依据:每日至少吃一个水果,至少吃两盘深色蔬菜(500克),炒菜用植物油三汤匙,平均吃四碗米饭(300克),进五份高蛋白食物(瘦肉

50 克、鱼肉 30 克、豆腐一块、鸡蛋一个、牛奶一杯),至少六杯水。日本多年来都是第一长寿国,2000 年日本女性平均寿命为 84.6 岁,男性平均寿命为 77.7 岁。

中国营养学会常务理事会 1997 年提出《中国膳食营养指南》八条:①食物多样,谷物为主;②多吃蔬菜、水果和薯类;③每天吃奶类、豆类及其制品;④经常吃适量鱼、禽、蛋、瘦肉,少吃肥肉和荤油;⑤食量与体力活动要均衡,保持适宜体重;⑥吃清淡少盐的膳食;⑦如饮酒应限量;⑧吃清洁卫生、没有变质的食物。

中国营养学会 2010 年提出的"平衡膳食营养指南"(见图1)指出,成年人每日膳食中应含有 5 类食物,包括:①粮谷类 300～500 克;②蔬菜 400～500 克,水果 100～200 克;③肉类 50～100 克,鱼虾类 50 克;④蛋类 25～50 克,奶类及奶制品 100 克,豆类及豆制品 50 克;⑤油脂类 25 克。

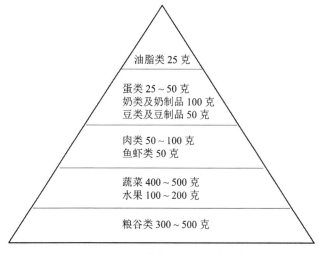

图 1 平衡膳食的金字塔结构

4. 进食速度

进食宜细嚼慢咽。口腔是第一道消化器官,充分咀嚼可使食物与唾液里的淀粉酶搅拌成食团,咀嚼时间愈长,唾液分泌愈多,形成的食团愈光滑,愈有利于消化吸收,且不易损伤食道及胃黏膜。同时随着细嚼慢咽,血糖逐渐升高,大脑的饱食中枢兴奋性增强,而摄食中枢的兴奋性被抑制,进食量就可能少一些,有助于预防肥胖症。日本岐阜大学的咀嚼学会在研究中发现,咀嚼的动作会刺激脑部主管记忆力的海马区,可以增加海马区细胞的活跃性,能帮助提高思维能力和记忆力。多咀嚼对于儿童能促进大脑发育,对中青年人有助于提高工作效率,而对老年人则可预防大脑老化和老年痴呆。

若进食速度太快,狼吞虎咽,粗糙的食物会损伤食道及胃黏膜,而且未充分利用口腔的初级消化功能,增加了胃的负担。进食速度过快、量过多、还可引起急性胃扩张。此外,中老年人咀嚼时由于口腔肌肉松弛,动作不够协调,进食过快容易咬伤舌头及双颊黏膜。若进食过快,饱食中枢兴奋性还来不及提高,而摄食中枢不能被抑制,则进食容易过多,导致肥胖。吃饭时先喝点汤,可以减少食量,谓之"饭前喝汤,苗条健康"。古人告诫:"美食须熟嚼,生食不粗吞","饥不饱食","大饥不大食,荒年饿殍饱食即死是验也"。若患者因进食过快,不慎将鱼刺、枣核甚至假牙等物吞下,如果刺破食道,损伤食道后的主动脉可造成生命危险。孔子告诫"食不语",吃饭时最好不要说话。口中有食物时,说话可使食物进入气管,造成呛咳甚至窒息。

5. 食物温度

食物勿过冷或过热。食物过冷可反射性地引起胃痉挛,并使胃黏膜血管收缩,导致供血不良,诱发萎缩性胃炎、胃溃疡等疾病;食物过热会损伤口腔、食道、胃黏膜,引发口腔炎、食道炎、胃炎,甚至癌症,同时还会损害牙龈,破坏舌面的味蕾,使人的食欲减退。所以食物以温热为宜,"虽热不得灼唇,虽冷不可冻齿"。老年人以温热熟软食物为佳。

6. 五味调和

味宜清淡。人们因生活习惯不同,各有所好,口味迥异,酸、甜、苦、辣、咸五味调配得当,可增进食欲,有益健康。酸能增进消化功能,且有杀灭胃肠道细菌和软化血管的功效。甜可补充热量,解除疲劳。苦能除湿利尿。辣可发汗通络。咸为五味之冠,是维持正常代谢的必备物质。但若口味过重,会引发疾病,古人云:"五味调和,五脏得养","淡食最宜人,五味各有伤","五味之过,疾病峰起","若要无诸病,常当节五辛","养体须当节五辛,五辛不节反伤身"。若吃甜食过多,会引起肥胖。味精吃得太多,可能引起膀胱癌。茴香、八角含有一种叫做黄樟素的致癌物质,辛辣的强烈刺激,可引发食道炎、胃炎。因此烹调时,以清淡为宜,各种调料用量均不宜过多。

食盐过多,是引起高血压的重要原因。过多的盐会破坏胃黏膜表面的黏液,使胃黏膜失去保护层,易患胃炎胃癌。日本的北海道地区胃癌发病率高,与咸鱼吃得多、盐吃得多有关。我国山东临朐县,家家有口咸菜缸,20 世纪 80 年代的一次统计显示,该地区 80 万人口每年死于胃癌者达 400 多例,远远高于周边地区无吃咸菜习惯的人群。英国科学家研究发现,饮食中盐量太多是钙排出的主要因素,即盐的摄入量越多,尿中排出钙的量越多,容易导致缺钙,发生骨质疏松。按世界卫生组织推荐的标准,每人每天吃盐量(氯化钠)以 3~5 克为宜,最多不超过 6 克。所以应多吃新鲜食品,不吃或少吃腌制、熏制食品。古人云:"慎勿将盐去点茶,分明引贼入人家","咸多促人寿"(此处"促"意为短促,即食盐过多使人短寿)。

7. 电解质及微量元素

(1) 钠。钠主要含在食盐中,是人体必不可少的重要元素。它维持血容量、血液渗透压及酸碱平衡,还与心脏生物电活动有关。正常人每日钠的摄入量不宜超过 2.3 克(相当于氯化钠 5.85 克)。钠过少,则血容量减少,血压降低,严重缺乏时,可形成"低钠血症",由于血液渗透压过低,水分被吸入脑细胞,造成脑细胞水肿,可出现抽搐、惊厥甚至昏迷,因而生活中不能离开盐,尤其大量出汗后,应该补充盐水。钠过多,则造成钠水贮留,血容量增多,血压升高,心脏负担加重,当血钠过高时,可形成"高钠血症",血液渗透压显著增高,脑细胞水分被吸入血液,脑细胞皱缩,出现痉挛抽搐、昏迷等症状。

(2) 钾。钾是维持人体正常机能的元素之一,对维持神经、肌肉的兴奋性和心肌功能尤为重要。血钾低于正常范围,可导致心律失常,严重者心脏骤停。低钾还可引起肌肉无力甚至瘫痪。若肋间肌瘫痪,可导致呼吸困难。谷物、鱼、肉、新鲜蔬菜、水果(草莓、杏、桃、李、苹果、香蕉等)都含有钾。只要维持正常饮食,多吃蔬菜水果,通常无须额外补充钾。血钾高出正常范围,也可导致心律失常。患者少尿时,血钾会升高,须限制钾的摄入。

(3) 钙。钙是构成骨骼的重要成分,而且与心肌、躯干肌肉生物电有关。成人每天需要 800~1000 毫克钙。钙缺乏时，婴幼儿骨骼发育不良；中老年人骨质疏松，容易骨折；还可导致低钙性肌肉抽搐。牛奶、豆制品含有丰富的钙。葵花子、花生、核桃、鱼虾、红枣、蒜苗、海带、紫菜等也富含钙。太阳中的紫外线可促使皮肤合成维生素 D，可促进肠吸收钙。含钙量高且吸收率高的食物就是牛奶，每天如果喝两袋牛奶（摄入钙500 毫克），再吃一些含钙量多的食物如豆制品等，摄入钙约500 毫克，同时坚持户外活动，接受适量紫外线照射，则一般不会缺钙，无须额外补充钙制剂。

（4）铁。铁是红细胞中血红蛋白及多种氧化酶的组成部分，缺乏时，引起缺铁性贫血。菠菜、木耳、芝麻、樱桃、南瓜都富含铁。

（5）镁。镁是多种酶的活化剂，在物质代谢中起重要作用，有助于调节心脏功能，降低血压，预防心脏病，还可提高男性生育能力。豆制品、牛奶、马铃薯、核桃、燕麦、海产品、绿叶蔬菜、花生酱及酸奶等富含镁元素。

（6）锌。锌可促进蛋白质合成，提高人体抗病能力，延缓衰老。锌可促进生长激素的分泌，有助于儿童的生长发育。锌可促进睾丸酮的分泌，增进男性的性功能，还可保护前列腺。锌对预防脱发也有一定作用。老年人若缺锌，则易患感冒，味觉削弱，食欲减退，严重者可出现精神症状。瘦肉、土豆、花生、大豆、海产品、坚果、麦芽、啤酒酵母及南瓜籽等含锌较多。

（7）铬。铬有助于胆固醇的代谢，促进肌肉生长，增强机体耐力，具有抗衰老作用。矿物质及啤酒含有铬。

（8）其他微量元素。铜、磷、锰、硒、碘、钴都是人体必需的微量元素，与人体健康息息相关，缺乏时会影响身体的正常代谢,然而机体对它们的需要量很少。各种食物、蔬菜、水果中含有丰富的微量元素,只要食品多样化,正常膳食就能满足生理需要,从天然食物中摄取是最安全、最稳妥的方法,若额外补充过量,反而会引起中毒。

8. 维生素

维生素是维持机体正常代谢和生理功能所必需的物质,波兰科学家冯克(Funk)将它命名为"维持生命所必需的营养素",缩写合成一个新词 vitamin(维他命,即维生素)。维生素与酶类一起参与机体的新陈代谢,使人体各器官组织机能得到有效的调节,对维持各器官的正常功能和延缓衰老,有重要意义。大多数维生素不能被人体自身合成或大量贮存,必须不断依靠食物供给。人体如果缺少维生素就会患各种疾病。维生素主要存在于蔬菜、水果、谷物、肉类等食物中,只要不偏食,就不会缺乏。食物中所含的天然维生素与人工合成的维生素相比,更符合人体的需要,因为天然维生素与食物中的蛋白质、脂肪、碳水化合物及生物类黄酮等结合,更容易被机体吸收利用,而且天然维生素处于自然状态,含有人工合成维生素所没有的活性物质,其效果是合成维生素远不能达到的。芬兰科学家研究发现,长期服用人工合成的维生素制剂,会对人体产生危害,过量服用,还会引发疾病甚至中毒。为了身体健康,还是应多吃蔬菜水果,摄取天然的维生素,天然维生素不存在摄取过量的问题。

(1)维生素 A。缺乏时可引起皮肤粗糙、干燥性眼炎、夜盲症,严重缺乏者,可引起眼角膜软化,导致失明。但如果额外补充过多,则可导致食欲不振、腹泻,甚至颅内压增高。蛋黄、乳品和动物肝脏富含维生素 A。胡萝卜、玉米、菠菜、辣椒等含有胡萝卜素,在体内可转化为维生素 A。

（2）维生素 B_1。缺乏时可引起末梢神经炎。富含维生素 B_1 的食物有米糠、麦麸、黄豆、酵母、瘦肉、白菜、芹菜等。

（3）维生素 B_2。缺乏时可引起口腔炎、舌炎、阴囊炎、脂溢性皮炎。鸡蛋、鱼、肝、酵母及绿叶蔬菜都富含维生素 B_2。

（4）维生素 B_6。缺乏时影响蛋白、脂肪及糖代谢。蛋黄、肉、鱼、乳、谷物、包心菜等含有丰富的维生素 B_6。

（5）维生素 B_{12}。缺乏时可引起巨细胞性贫血、周围神经炎、深感觉障碍。肉、肝、禽蛋、乳制品等富含维生素 B_{12}。

（6）维生素 B_c（叶酸）。缺乏时可引起胎儿神经系统发育不全、巨细胞性贫血及白细胞减少症。荷兰科学家研究发现,叶酸可提高老年人的记忆力。绿叶蔬菜、水果、瓜、豆、肉、肝、肾均含有叶酸。

（7）维生素 C。具有解毒、抗氧化功能,可延缓衰老。维生素 C 能促进免疫蛋白合成,增加淋巴细胞数量及提高中性细胞的吞噬活力,有预防感冒和加速感冒康复的作用。维生素 C 缺乏时,创口、溃疡不易愈合,容易发生骨折或牙齿脱落、黏膜、皮下易出血。维生素 C 广泛存在于新鲜水果及绿叶蔬菜中,尤以青菜、韭菜、番茄、橘子、鲜枣、猕猴桃等含量丰富。但若长期服用合成制剂,则可在体内形成草酸,进而导致肾脏草酸盐结石,因此,不宜用合成维生素替代蔬菜、水果。

（8）维生素 D。促进肠内钙、磷吸收,缺乏时引起骨骼发育不良、骨质疏松等。蛋黄、奶、肝等动物性食物中含量较多。人体皮肤经日光照射后能合成维生素 D,且合成量足够满足人体的需要，通常无须额外服用维生素 D 制剂，如果长期大量服用可导致高血钙、心动过速、血压升高、食欲不振、呕吐、腹泻、软组织异常钙化，患有冠心病、动脉硬化的老年人尤其要慎用。

（9）维生素 E。具有抗氧化作用，可延缓衰老。但也不宜大量服用。2005 年美国《内科医学年刊》发表约翰霍普金斯大学的米勒（Edgar Miller）医生等所著论文，他们分析了 1993～2004 年间对北美、欧洲、中国的十三万五千多人进行的 19 批临床测试数据，发现每日服用维生素 E 达 200 国际单位以上者，其死亡率比不服用者还高，认为人们不需要服用维生素 E 制剂，因为膳食中已足够，果仁、食油、全麦食品及绿叶蔬菜都含有，平均每餐食品中供给 6～8 国际单位。实验证明，天然维生素 E 的吸收率是人工合成的 3.5 倍，其抗氧化和抗衰老功能数十倍于合成维生素 E。低剂量的维生素 E 是强有力的抗氧化剂，剂量太高可能反而增大氧化所带来的损害，而且可能压制机体本身抗氧化功能。

二、饮水

水是构成机体的主要成分，成年人身体的 60％～65％是水分。肝、大脑、皮肤含 70％的水，骨骼含水 45％，血液含水 80％。水是维持人体正常生理功能必不可少的物质，是机体和细胞成活的保证，水在人体所有生命活动中起着媒介作用。水参与体内所有细胞的新陈代谢，细胞有了充足的水分，才能保证机体新陈代谢的正常进行。蛋白质、脂肪、碳水化合物、矿物质、无机盐等营养物质的消化、吸收、代谢产物的排泄、酸碱平衡的维持以及体温的调节等都需要水的参与。饮水过少时,血容量减少,血压降低,血流不畅,微循环障碍,肾脏供血不足,尿量减少,蛋白质代谢产物不能全部排出,可导致"尿毒症",酸性代谢产物不能完全排出,可引起代谢性酸中毒。尿少还可诱发泌尿系统感染及尿路结石。尿路感染时,应多饮水、勤排尿,以清除尿路细菌。缺水时,血液浓缩,血中有形成分容易沉积,形成栓子,可引起心、脑、肾、肺血管栓塞。然而饮水过多,会过度稀释胃液,影响消化,对心肾功能不良者,可诱发心力衰竭。饮水量过多,血液被稀释,血浆渗透压下降,反射性地引起抗利尿激素分泌减少,尿量增多,称"水利尿"。由于肾脏对钾的排泄特点为多进多排,少进少排,不进还排,因而尿过多时容易引起低钾血症,可导致心律失常,全身肌肉收缩无力等。

1. 饮水量

通常每日需饮水 1500～2500 毫升,水的饮入与排出须保持平衡。老年人口渴中枢不敏感,因而饮水不能仅以口渴为信号,还要参照气候冷暖、活动量大小、出汗多少及尿量而定。每日尿量应保持在 1000～1500 毫升之间,绝不能少于 500 毫升,尿的颜色以淡黄为宜。老年人肾小管的重吸收功能减退,所以小便频繁,如果睡前饮水过多,则可因夜尿多而干扰睡眠,中国传统医学养生学劝诫老年人"勿夜饮",就是这个道理。但入睡前饮水量过少,则血液黏稠度增加,易形成血栓,因而晚饭应进食一些稀粥,饮少量水,夜尿以 2～3 次为宜。心功能不全时,为减轻心脏负担,要适当限制饮水量。肾功能衰竭时,既要保持一定的尿量,以排出体内代谢产物,又不能过分增加肾脏负担,临床把握原则为:饮水量 = 尿量 + 500 毫升(汗液、呼吸道、消化道排出的水分)。

美国国家癌症研究所科研人员对 884 名被诊断出膀胱癌的病人进行跟踪调查后发现,每天喝 1400 毫升水,夜里至少小便 2 次的人,患膀胱癌的几率要比每天只喝 400 毫升水夜里不起床的人低 80%。专家认为,每日饮水 2500 毫升,可减少致癌物质与膀胱内壁接触的数量及时间,使膀胱癌的发病率减少一半。另外,吸烟而夜里不小便的人,要比不吸烟者患膀胱癌的风险高 7 倍。但如果吸烟者有夜间小便习惯的话,患膀胱癌的风险可降低一半。这是因为憋尿可增加尿中致癌物质对膀胱的刺激作用,因此保持夜尿习惯不仅能排出体内代谢产物,而且对泌尿系统有净化作用,可减少膀胱受到尿液中致癌物质的伤害。

2. 饮水速度

宜小口缓饮,每次量不宜太多。古人告诫:"渴不狂饮","大渴不大饮"。短时间内大量饮水,可使排尿量增多,导致更多的电解质流失,还增加了心血管、肾脏的负担,且因血液被稀释,可形成"低钠血症"。若饮水过多过急,容易与空气一起吞咽,引起打嗝、腹胀,甚至呛入气管。

3. 饮水温度

以温热为宜,最适合的温度是 20~25℃。过热会损伤口腔、食道、胃黏膜。冷饮、冰饮料的温度一般比胃内温度低20~30℃,大量冷饮进入体内,很容易刺激胃肠道,引起血管收缩,黏膜缺血,从而减弱胃肠消化功能和杀菌力,还可造成胃肠痉挛,甚至导致腹绞痛、腹泻,冰饮料中水分子大部分处于聚合状态,分子团大,不容易渗入细胞。而温热饮料中的水单分子多,能迅速渗入细胞,纠正缺水状态,因此,冰水解渴效果反而不如温水。长期喝冷饮,会使胃血管收缩而导致胃炎、胃溃疡。老年人千万不要大量饮冰镇饮料,因为人的食道就在心脏背后,胃在心脏底部,所以喝大量冰镇饮料,会诱发冠状动脉痉挛,甚至猝死。而另一方面,当胃出血时,饮冰水可收缩血管止血,若加入适量缩血管药物则疗效更佳。体温过高时,饮凉开水、冰水有助于降温。

4. 饮料选择

白开水含有多种对人体有益的矿物质及微量元素,符合人体生理功能的需要,具有促进代谢、调节体温、输送营养、清洁内脏、增强机体免疫力的作用,是最方便、最安全的好饮料。美国的约翰博士研究发现,煮沸后自然冷却至 20℃～25℃ 的白开水具有特异的生物活性,比较容易透过细胞膜并能促进新陈代谢,改善免疫功能,并且能增强人体内脱氢酶的活性,减少肌肉组织中的乳酸累积,使人不易感到疲劳,且不易患咽炎。夏天人体出汗多,可喝点淡盐水,盐中所含的钠、钾等矿物质,可以补充因大量出汗而流失的矿物质。

茶中含有蛋白质、脂肪、十多种维生素,还含有茶碱、茶多酚、咖啡碱和脂多糖等。茶内所含茶多酚,可清除自由基对细胞的危害,抑制细胞的突变及癌变,增强细胞介质的免疫功能。常饮用绿茶的国家,其国民罹患乳癌、肺癌、肠胃癌的比例也较小。日本提倡自幼防癌,很多小学生每天上学前喝一杯绿茶。茶多酚中的儿茶素 ECG 和 EGC 及其氧化物茶黄素等,可减少纤维蛋白原的形成,降低血液黏稠度,从而抑制动脉粥样硬化。此外,茶多酚对病原菌及病毒也有明显的抑制和杀灭作用,有消炎止泻之效。茶内富含多种维生素及微量元素,对防治老年心血管病及癌症均有作用。茶内的茶甘宁能提高血管韧性,防止血管破裂。茶中所含茶碱能增强冠状动脉血流量,有强心利尿之效。喝茶还对牙齿有好处。茶内含氟,能坚固牙齿,减少龋齿。有试验显示,饭后用茶水漱口的小学生,龋齿率可降低80%。据英国《每日邮报》报道,英国科学家研究发现,每天喝3杯茶,尤其是红茶,可降低牙病风险。卡莉·克斯顿博士发表在《英国营养基金会营养公报》上的研究报告说,茶最有效的量是每天3~4杯,有助于减少口腔中的细菌。该项研究还发现,喝茶有助于减肥,茶中的儿茶素成份可能会产生饱腹感,并增加耗能,经常饮茶能增加4%~5%的能量消耗,多燃烧10%~16%的脂肪。茶叶中的维生素C等成分,能降低眼睛晶体的浑浊度,经常饮茶有护眼明目的作用。一项调查显示,白内障患者中有饮茶习惯的仅占29%,无饮茶习惯的占71%。饮茶以清淡为宜,浓茶会损伤食道、胃黏膜。茶中的茶碱,对大脑有兴奋作用,因此睡觉前不宜饮茶。

古今学者都认为适量饮酒对人体有益,古人云:"少饮则和血行气,消愁遣兴。"目前医学界公认,饮少量低浓度酒,有利于脂肪代谢,增加高密度脂蛋白,阻抑动脉硬化及冠心病的形成,其中以红葡萄酒效果最好。酒的有效成分是酒精(乙醇),新制成的酒还杂有毒性较大的异戊醇。饮酒过量可引起急性胰腺炎,长期大量饮酒可引起食道炎、胃炎、酒精中毒性肝硬化,还可造成脑细胞损伤,甚至出现精神症状。古人云:"譬酒犹水也,可以济舟,亦可覆舟","过饮不节,杀人倾倒",醉酒,尤其是夜醉,更有损健康,"夜醉损一月之寿"。古人还告诫:"食惟半饱无兼味,酒至三分莫过频。"饮酒前宜进少量食物或饮少量水,以稀释酒浓度,保护胃黏膜,饮酒后也应喝少量水以冲洗口腔及食道的残留酒液。

　　纯净水是采用一些技术手段将普通水加以净化而成。它在去除水中有害物质的同时,也将一些对人体有益的物质如锌、铁、镁、碘等一起除掉。长期饮用纯净水,会导致身体营养失衡、电解质及微量元素缺失,从而降低人体免疫力,引发疾病。纯净水呈弱酸性,而人体体液是弱碱性,长期饮用弱酸性的水,会破坏体内酸碱平衡。矿泉水含有人体所需要的一些矿物质,但因产地不同,所含的矿物质种类和数量也不同,某些矿物质含量过高或过低,还会危害人体健康。例如,当饮用水中的碘化物含量在 $0.02\sim0.05$ mg/L 时对人体有益,超过 0.05 mg/L 时会引发碘中毒;若含碘过低,则易患甲状腺肿大。饮用缺硒的水,抗癌力会降低,且易引发动脉硬化。饮用缺硅的水,可引起骨骼代谢异常。饮用缺钙缺镁的水,容易增加心血管疾病发病率。因此,矿泉水未必适合作为饮用水长期饮用。

　　含添加剂的果汁类饮料,往往含有过多的糖、蛋白质、无机盐,又添加了不少香精和色素。这些成分在体内氧化分解时,还要消耗一些水分,致使饮后更加口渴,还会降低食欲,影响消化和吸收。果汁在加工过程中,历经捣碎、压榨、加热、灭菌等程序,使维生素和营养成分遭到破坏,其营养价值远不如新鲜水果。含有碳酸的饮料会破坏牙齿外层的珐琅质,引发龋齿。美国加州大学洛杉矶分校健康政策研究所和加州健康促进中心合作,对 4 万名加州居民进行调查,结果显示每天喝碳酸饮料的人患肥胖症的比例,比不喝碳酸饮料的人高出

27%。广州中医药大学附属第一医院曾接诊五例因只喝饮料不喝水而导致脑萎缩或脑肿胀的少儿病例，医生认为，饮料中的防腐剂（如苯甲酸、山梨酸等）和添加剂可能是造成儿童脑部损害的元凶。

哈佛大学研究人员发表文章说，研究显示赋予许多饮料刺激性味道的磷酸盐会加速人体老化，使皮肤和肌肉萎缩，并可能损害心脏和肾；体内磷元素的平衡影响着衰老过程，如喜欢喝汽水就有可能加速衰老。此外，骨质疏松、胰腺癌、肌无力和瘫痪都与饮料有关。

不少青少年为追求"提神"的效果喜欢饮用含咖啡因的能量饮料，而咖啡因容易引发失眠、减少深度睡眠时间，进而影响青少年大脑发育。瑞士国家科学基金会发布公报称，饮用含咖啡因饮料可能延缓青少年大脑发育。大剂量或长期服用咖啡因有成瘾性，一旦停用会出现精神萎靡、浑身困乏疲软等各种症状。

三、却谷食气

1973 年，中国长沙马王堆三号墓出土的帛书中有一篇"却谷食气篇"，推断是先秦著作。却谷，又称去谷、辟谷、绝粮等；食气又称服气、咽气、吐纳、行气等，即采用深长绵缓的呼吸以求延年益寿。对于"却谷"，有些学者支持，有些反对，千百年来一直有争议。"辟谷术"，目前在中国、日本、俄罗斯等国家仍有广泛研究，日本断食专家今村基雄医学博士说："为了健康或返老还童，除了辟谷之外，没有别的方法。"俄罗斯科学家柴可夫说："在我看来，我们这个时代最伟大的发现，就是人可

经由合理的禁食而变得更年轻。"美国山间医学中心
(Intermountain Medical Center)心脏研究所的研究人员发现，
定期阶段性的禁食对心脏健康有益。定期禁食不仅能够降低
冠状动脉心脏病和糖尿病的发生风险，对血液胆固醇的降低
也有好处。"辟谷"的一些基本精神实际上已被现代医学所认
可。美国洛杉矶大学的雷·沃尔福德教授研究发现，喂食较
少的老鼠的寿命比能吃多少就喂食多少的同类的寿命长一
倍。英国科学家发现，当小白鼠处于饥饿状态时，它们身上有
一种与抗衰老有关的基因开始发挥作用。沃尔福德认为，人
类若采取这种"永葆青春的饮食法"，可以活到 120 岁，而且精
力充沛。目前医学界公认，七八分饱，可延年益寿。

　　"辟谷"的具体做法有：一天减一餐或两餐，一周"辟谷"一
天或两天，间隔时间也可更长一些。适当的"辟谷"可减轻胃、
肠、肝、胆、胰、肾的负担，使其得以休息，且能减肥，防治动脉
硬化。然而人体像自然界其他生物一样，本身有长期形成的
生物钟，进食时间宜相对固定，不宜过分干扰。机体每天都需
要基本的热量供给，内脏功能才得以正常运转，尤其大脑只依
靠糖供应热量，而且脑中又无糖元储备，一旦完全"辟谷"且时
间持续较长，则可发生低血糖，甚至导致低血糖昏迷。中医著
作里说："不欲过饥，饥则败气。""谷不入，半日则气衰，一日则
气少也。"过频的"辟谷"，可造成营养不良及一系列营养不良
性疾病。因而"辟谷"要合理，持续时间不宜长。

四、口腔卫生及牙齿健康

　　口腔及牙齿状况直接关系到全身的健康。口腔及牙齿的疾

病如牙周炎等,往往是引起全身疾病的原发病灶,这些病灶中的细菌及其毒素通过血液及淋巴液被带到身体其他部位,可能引起心肌炎、心内膜炎、心绞痛、肾炎等疾病,据统计,约50％的风湿性心脏病患者同时患有牙周脓肿。俗话说:"牙齿疾病,会要人命。"美国学者从1960年开始对波士顿的一千二百多名男性所做的跟踪研究表明,牙齿不健康的人的死亡率是牙齿健康者的两倍,死于心脏病的尤多。哈佛公共健康学院对四万四千多人的调查发现,牙齿掉得越多,健康越差,在六年追踪期间,剩下不到十颗牙齿的人得心脏病的比例,比牙齿完整无缺的人高出三分之一。瑞典卡罗林斯卡医学院的科学家对7674名牙周病患者进行了12年的研究,结果显示,患者拥有真牙的数量与心血管病,尤其是冠心病之间有着非常密切的关系,只有10颗真牙的人,即口腔疾病非常严重的人,死于冠心病的风险比同年龄同性别却拥有25颗以上真牙的人要高7倍。英国《每日邮报》报道的一项研究显示,五分之一的癌症患者有口腔感染和发炎症状,严重的牙菌斑、牙周炎等口腔细菌问题会将癌症死亡的风险增加80％,可能减少13年寿命。另一项研究发现,口腔内一种与牙龈疾病有关的细菌会增加患老年性痴呆的风险。因而保护牙齿非常重要。

饭毕喝几口温水,以清洁口腔及食道,接着用牙线、软木牙签或牙缝牙刷清除牙齿缝隙中的残留食物。漱口后用清洁的食指和拇指按摩齿龈内外侧,可以预防齿龈萎缩。然后用淡盐水或茶水漱口,可预防细菌滋生。古人云:"食后微渣留齿隙,最为齿累","食毕当漱口数遍,令人牙齿不败口香"。睡前一定要刷牙,因为睡眠时口腔停止活动,自洁功能差,若牙齿间隙有残留食物，细菌易于生长。中国传统医学养生学亦主张睡前刷牙，"夜漱却胜朝漱"，"早漱口，不若将卧漱"。

　　掌握正确的刷牙方法，将牙刷刷毛以45度角斜放在牙龈边缘，先刷牙齿外侧面，以两至三颗牙齿为一组，用适中力度从牙龈向牙冠方向刷，上牙从上往下刷，下牙从下往上刷。刷完牙齿外侧面，接着刷内侧面和咀嚼面，刷门牙内侧面时牙刷要直立放置，各个部位重复动作8～10次。宜选用含氟牙膏，氟可坚固牙齿，预防龋齿。还要防止牙齿磨损，牙齿表面为珐琅质，从牙冠向牙根方向逐渐减少，为防止磨损，刷牙不要太快太用力，最好选用软毛牙刷，牙膏应细软不含颗粒。夜间梦中磨牙者，须配戴牙颌垫。平时勿用牙齿咬坚硬物品。应定期去牙科洁牙，去除牙石并作口腔检查，每年一至两次。牙周病会引起细菌性心内膜炎、血管栓塞，须及时去牙科就诊。中国传统医学养生学倡导，每天轻叩牙齿若干次，有助于预防牙齿脱落。此外，进食时口腔牙齿的咀嚼动作可促进牙龈的血液循环，提高牙龈的抗病能力。食物在口腔中反复咀嚼，牙齿表面受到唾液的反复冲洗，增强了牙齿的自洁作用，有助于防治牙病。

五、咽津

　　咽津即咽唾液。中国传统医学养生学称唾液为"金津玉液"，"华池神水"，"白玉齿边有玉泉，涓涓育我度长年"，可"润五脏，悦肌肤，令人长寿不老"，"玉池清水灌灵根，审能修之可长存"，所以"津宜常咽"。古代养生学家称唾液有"令人躯体光泽，津润力壮"的作用，并赞曰："津液频生在舌端，寻常漱咽入丹田，于中畅美无凝滞，百日功灵可驻颜。"

　　咽津的方法是，以舌尖轻舔上颚及上下齿龈，以促使唾液腺分泌更多的唾液，对齿龈也起到了按摩作用，有助于固齿且可防止齿龈萎缩，待津液分泌达到一定量时，用舌搅拌数次，缓缓吞下，即"漱津"、"吞津"，可反复数次。"一咽二咽，气入丹田；三咽四咽，云蒸露甘；五咽六咽，内景充实；七咽八咽，肾水上升，心火下降；九咽加一咽，真气充沛，气通三关，任（脉）督（脉）交流，常年锻炼，寿可百年。""味绝灵泉自降"，灵泉即唾液，当有饥饿感时，唾液腺就自然会分泌唾液。咽津时舌头的活动能通过神经反射间接刺激大脑，使大脑的思维活动增强，理解力和记忆力提高，可延缓大脑衰老。

　　唾液中含有淀粉酶、溶菌酶、免疫球蛋白、表皮生长因子及神经生长因子，可促进消化，杀灭细菌，有利于防治口腔炎、食道炎、胃炎、胃溃疡，且对神经有一定的修复作用。唾液中含有一种腮腺激素，能增强血管壁的弹性，保持骨骼、牙齿和结缔组织的活力，延缓机体老化进程。唾液中还含有许多生物活性物质，如血管活性丝氨酸蛋白酶，有助于增强机体素质并延缓衰老。研究发现唾液具有使致癌物质转化为无害物质的神奇作用，研究人员将唾液加入到强烈致癌物质（如亚硝胺、黄曲霉毒素、苯并芘）及可疑致癌物（烷化剂、烟油、鱼和海味类食物的焦糊物）中，这些致癌物质的致突变性，在 30 秒钟内可完全丧失。此外，对化学合成色素、防腐剂等食品添加剂的毒性，唾液也有明显的解毒作用。2000 年美国健康及服务部（U. S. Department of Health and Human Services）的年度报告强调唾液对人体健康的重要作用：唾液是黏膜免疫系统的组成部分，而黏膜免疫系统是抵御病原体和毒素的主要防线。这份年度报告指出,唾液还可使牙齿的珐琅质再矿化,对牙齿有保护和维护功能。日本学者发现,将发霉食物中的致癌物质黄曲霉素与唾液混合后再作用于动物体细胞,结果致癌物的毒性几乎全部消失。唾液的这种灭毒作用在于它能够消除致癌物所产生的超氧自由基。唾液的这种消化及灭毒过程,不仅在口腔内进行,当混合了唾液的食团进入胃后,仍继续灭毒30分钟。可见,中国传统医学养生学的咽津学说是有科学依据的。

六、动形

动形即活动形体。《吕氏春秋》率先提倡动形养生,认为经常活动形体,可强身健体,延年益寿。中国早在汉代就有"步引"(即古代的体操)之记载,东汉名医华佗模仿虎、鹿、熊、猿、鸟的动作特点,始创"五禽戏"。古人云:"一身动则一身强","流水不腐,户枢不蠹,人之形体亦犹是也。"流动的水不会发臭,经常转动的门轴不会被虫蛀,人经常运动可以增强免疫力,避免疾病的发生,所谓"运体以祛病,体活则病离"。美国科学家说,运动可促使脑细胞再生,尤其是脑体结合运动,对防治老年性痴呆症有效,动物实验证明,运动的小白鼠的脑细胞比不运动的小白鼠多两倍。英国谚语说,没有一个长寿者是懒汉。

运动还是最好的安定剂,运动时大脑中产生内啡肽,可止痛、改善人的情绪、舒缓精神压力。适当运动可增进心脏功能,有医学家认为,不爱运动者心脏早衰10～15年。研究证明:步行可以促使冠状动脉硬化斑块消融。每周步行3次者

（每次步行 3 公里左右），糖尿病的发病几率比不运动者减少 25％，每周步行 4 次者减少 33％，每周步行 5 次者减少 42％。

世界卫生组织调查报告，全球每年因缺乏锻炼致死的人高达 320 万，近十年间增长迅速。丹麦哥本哈根大学的埃里克·里赫特教授说："运动是一种神奇的药物，身体也许没有任何一个器官不受它的影响。"美国印第安纳波利斯运动医学院称："运动即药物。""运动是免费的救命药。"该院研究证实，青少年时代开始中等强度的运动，可减少 40％由心脏病导致的死亡，可以使 Ⅱ 型糖尿病发病几率降低 58％。美国国家老年疾病研究院的亨利·埃特普拉格发现，使用跑轮的老鼠，其大脑中的海马体长出了新的神经元，它们每天跑，跑了大概一个月之后，神经元增加了一到两倍。美国伊利诺伊大学厄巴纳-香槟分校（University of Illinois at Urbana-Champaign）的阿尔特·克莱默对 120 位年长者脑部影像的研究，证明运动可让大脑中海马体的体积增加 2％，"我们看到的体积增加，能够弥补大约两年的老化。我们发现，即使持续温和的运动也能够将记忆力提高 15％～20％。青春期的孩子，通过运动，也能拥有更大的海马体。"（注：海马体是大脑边缘系统的一部分，担当着记忆、空间定位、情感调控的作用）

1. 形式

（1）体育。根据自己的身体状况、兴趣爱好，选择适合的运动项目。

（2）劳动。包括田园和家务劳动，如种花种草、打扫庭院等。适度劳动对身心健康有益。

（3）"动养"。古人主张以静养神，以动养形。中国传统医学养生学认为,"过动伤阴,过静伤阳",主张动中寓静,静中寓动,动静结合。"心宜无事,神宜安详,身宜正直,步宜轻缓,气宜舒畅,态宜融和。""动养"的要领是:静、松、缓、柔、守。

静:心神平静,万虑泯灭,精神内敛,悠然自得。

松:周身放松,舒适得宜,四肢、关节、肌肉都尽可能放松。"舒眉展眼,体松如绵",运动时要"形正体松",即躯干挺直,全身放松;"悬顶弛项",即头顶好像被悬着而颈项松弛;"松腰吊裆","上虚(上体虚)下实(脚实)中间灵(腰灵)",松腰、松腹、敛臀,会阴部似乎被吊着,而双脚着地如钻入地面那样稳实,腰部能随曲就伸,纵横自如,无拘无束,自然而然。活动时全身要松,这是中国传统运动医学的独特之处。

缓:动作要悠匀徐缓。

柔:动作要柔和,"柔则养筋",即柔和的动作对关节、韧带、肌腱有保护作用。"骨正筋柔,气血以流",即动作柔和有利于血液循环。中老年人肌肉、关节、韧带的弹性及韧性均显著降低,容易受伤,活动时动作幅度不宜过大,不要强调动作准确到位,"导体令柔","动作轻柔,有若顺风扫叶","行如流水,状如拨云",这也是中国传统运动医学的特点之一。

守:意念集中于某一点,如意守丹田或某景某物。

"动养"的要领可融入各种活动中,"扭腰晃脑要自然,关节松动软如绵,含胸拔背脚抓地,调息会神守丹田","神气贯通,足心吸地"。

(4)按摩。按摩的理论基础是中医的经络学说。"经"是全身运行气血的纵行干道,"络"是"经"的分支,经络主要包括十二经脉、奇经八脉和十五络脉,经络外与皮肤相联,内与脏腑相接。经络是中国古代医学家经长期临床实践，总结了俞穴（即人体的穴位）的治疗功能，把相同性能的俞穴加以归纳，结合对脏腑的治疗效果，以及针刺时的针感传导路线，逐渐积累和发展起来的。限于历史文化背景，古人没有做人体解剖加以印证，而现代医学神经解剖学与中医经络分布相对照，两者有许多相似之处，往往相伴而行。

中国传统医学经络学说认为，脏腑患病的一个重要原因，就是相应的经络受阻，气血运行不畅。任脉和督脉为身体最重要之脉络。任脉位于体前正中线，起自会阴部，沿腹内正中线向上，经肚脐、前胸直达面部，绕口唇入眶内，如图2所示。

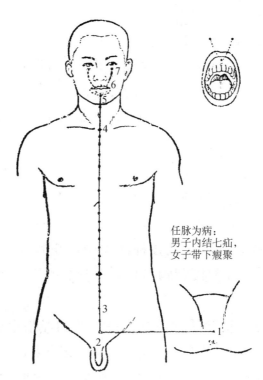

任脉为病：
男子内结七疝，
女子带下瘕聚

图2　任脉。"任脉为病：男子内结七疝，女子带下瘕聚。"
（图文引自《中医学概论》）

"任"有"担任"的含义,"任脉为阴脉之海","任脉任一身之阴",意指所有阴脉皆会于"任脉",任脉不通,男子腹中易患结块疝气,女性白带增多,所谓"任脉为病:男子内结七疝,女子带下瘕聚"。督脉起于会阴部,沿脊柱上行入颅脑,再沿前额中线下行,至上唇与"任脉"相接,如图3所示。"督"含有"总督"之意,"督脉乃阳脉之海","督脉督一身之阳",意指所有阳脉皆会于"督脉",故能总督一身之阳经。督脉不通则脊柱强直疼痛,角弓反张(所谓"督脉为病:脊强反折"),腰痛怕冷,头痛沉重,面色无华。现代医学解剖学揭示:人体的头面部、躯

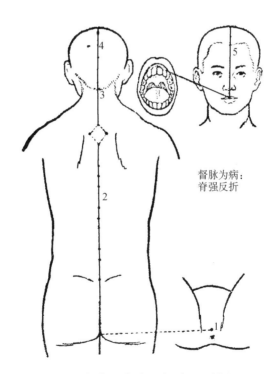

督脉为病:
脊强反折

图3　督脉。"督脉为病:脊强反折。"
(图文引自《中医学概论》)

干四肢在大脑的两个半球均有相应的投影,头面部为正投影,躯干四肢为倒投影。当对体表皮肤施以冷、热、疼痛等刺激时,均可通过相应的感觉传导纤维及传导束向上传入对侧大脑半球的相应部位。由大脑半球发出的运动神经纤维,通过相应的传导束向下传入对侧的躯干四肢,支配其活动。小脑位于大脑后下部,其主要功能是保持躯体平衡及肢体活动协调。此外,脑干还发出十二对颅神经,分别管理嗅、视、听、眼球活动、面部感觉、面部表情肌运动、咽喉及舌等处的感觉及运动。支配内脏活动的神经为交感神经和副交感神经。

由于神经系统和上皮毛发都来自胚胎时期的外胚层,两者之间有着微妙的内在联系,通过观察皮肤的老化程度、毛发的色泽、有无脱落等,可推断大脑功能状况。皮肤上的一些病变,往往伴有大脑的某些功能障碍,例如面部皮肤有线状痣者,几乎都有智力障碍与癫痫发作(Linear nevus sebaceous 症候群)。皮肤上的神经感受器最多,与脑细胞联系非常密切,因此,抚摸皮肤对大脑皮层有良好的刺激作用,也是一种情感的表达。在生活中,夫妻之间、父母对子女的抚摸可以增进亲密感。婴幼儿哭闹时,妈妈抱在怀里轻轻抚摸拍击,孩子很快就会安静下来。科学研究发现,拥抱可以让孩子的大脑受到良好刺激,促进大脑发育。教育专家建议,即使生活再忙碌,妈妈也不要忘记与孩子进行一些身体接触的游戏。当人情绪不佳时,亲朋好友轻轻的抚摸或拍击,会使情绪得到舒缓趋于平稳,有助于息怒和消除烦恼。在农牧场可看到,牛、马、骡、驴在耕地驮运等劳作之后常自动躺在地上尽情翻滚,或在墙壁、树桩上摩擦皮肤毛发,似乎有消除疲劳、舒适躯体的作用。

农牧民、赛马驭手、马戏团驯兽师等都要常常抚摸动物,以增进感情,赢得合作,主人对家养的猫狗等宠物也是如此。

美国威斯康辛大学(University of Wisconsin)做了一个实验:把刚出生的猴子单独放在一些特别的笼子里喂养,猴子之间可以"交谈",能听得着,也能看得见,但不允许与人或其他猴子有身体上的接触。结果,这些猴子产生了孤独、多动及自伤的行为。如果把婴儿长期放在医院或孤儿院里,没有足够的身体上的接触,他们也会出现类似的行为方式,表现为孤独、郁郁寡欢,或者走起路来前后晃动,甚至用头顶撞墙壁和家具。

按摩全身皮肤对大脑是一种良性刺激,可以激活脑细胞,产生生物电,反射性地通过交感和副交感神经调节与协调各内脏的正常功能。按摩头面部及体表各部位,可疏通全身经络,改善血液循环,对内脏起到良好的保养作用,按摩还可以增进全身免疫系统的功能。美国迈阿密大学研究发现,每天按摩 45 分钟持续 1 个月后,能使人体免疫细胞数目增加,明显改善免疫功能,因为按摩让身体处于放松状态,减少了肾上腺皮质激素对免疫系统造成的伤害。

按摩时,用手掌按、摩、拍击体表某部位,还包括梳头、叩齿等。"凡小有不安,必按摩揉捺,令百节通利,邪气得泄。""拭摩神庭修昆仑","神庭"即面部,"昆仑"指头面部,将双手搓热,按摩面部各处。所谓"山泽通气"使面部有光泽,"行之五年,色如少女"。古人认为:"发宜多栉(zhì,梳的意思),齿宜数叩,津宜常咽,气宜常炼,手宜在面,此五者,所谓子欲不死,修昆仑矣。"躯体在大脑皮层上为倒投影,但面部为正投影,而且所占据的面积特别大,因此常按摩面部对大脑皮层是一个良好刺激,可延缓大脑功能的退化。轻叩齿,一方面能固齿,同时还能健脑。

按摩时,动作要柔和,力量要均匀,"轻勿离肤,重勿着骨"。对于身体酸、麻、疼痛处,以及脏器所在区域的皮肤表面,可局部按摩,而全身按摩是由上而下,从头部到足部,或由下而上,从足部到头部依次进行。

梳头:十指微屈,以指尖轻触头皮,从额前到枕后,由双颞到头顶,依次梳理,以促进头部血液循环,增加脑部血流量,可防治脑血管疾病。由于毛发和大脑都来自胚胎的外胚层,常梳理头发,对大脑有保养作用,对防止脱发及白发也有效。用梳子时,梳齿宜轻轻接触头皮,以避免头皮损伤。

鸣天鼓:双手掌掩耳,用食指、中指和无名指叩击枕后,通过骨传导保持大脑及生命中枢的活性,对脑细胞有"唤醒"作用,能健脑、聪耳,可预防脑萎缩,古人言"鼓宜常鸣"。

摩耳轮:用双手轻揉左右耳廓数次,至发热舒适,可预防听力减退,还可健脑,尤其对耳鸣、目眩、健忘等症,有防治之功效。

干洗脸:将手掌搓热后,由前额向两侧按摩面颊,如同洗脸,可健脑养颜。双侧面颊部宜由下向上推摩,有助于防止双颊肌肉下垂。"人中"穴位于鼻唇沟上三分之一处,刺激此穴,有助于使昏迷患者苏醒。

揉眼眶:沿眼眶周围揉摩,对预防眼疾有效。

搓鼻翼:用食指搓揉鼻翼两侧及鼻梁,可预防感冒。

按摩胸背部:胸腺位于胸骨柄上端之后,按摩胸骨柄,可延缓胸腺衰老,有利于增强免疫功能。胸骨后面是食道,由上向下按摩胸骨,对预防食道炎有一定作用。用热毛巾擦背,用手轻拍背部,可促使痰液排出。按摩心前区对心脏有益,心跳骤停时,叩击心前区可使心脏复苏。

按摩腹部:古人还说"腹宜常摩",现代神经解剖学揭示,交感神经所组成的腹腔神经节、肠系膜上神经节、肠系膜下神经节位于腹膜后、脊柱前,常按摩腹部可疏通任脉,促进神经节的血液循环,活化其功能。位于脐下的"气海"、"关元"二穴是强壮要穴,经常按摩,可增强体质。自左向右按摩上腹部,可促使胃排空。沿腹外侧自右下腹至右上腹,从左上腹到左下腹按摩,可防治便秘。左右旋转按摩脐部可促进肠蠕动,有助于食物的消化吸收。排空尿液后左右旋转按摩下腹部(即下丹田),下腹部与男女性器官毗邻,按摩下腹部,不仅可防治阳痿,对维护正常性功能有益,也与全身健康密切相关,所谓"养得丹田暖暖热,此是神仙真妙诀"。

按摩锁骨上窝、腋下、腹股沟:这些区域是淋巴结所在地,按摩可改善局部血液循环,活化淋巴细胞,增进淋巴细胞监视和杀灭癌细胞的能力。

轻揉阴囊睾丸:能增加雄性激素分泌,可防治阳痿,延缓衰老。

干洗腿:用双手从一侧大腿根部向下按摩,一直到足踝,再从踝部按摩至大腿根部,交替按摩双侧数次。可以增强双腿肌力,预防下肢静脉曲张及肌肉萎缩。

按摩脊柱:脊柱为督脉所经之处,脊髓位于其中。骶髓位于胸椎 12 至腰椎 1 之间,相当于"肾俞"穴,骶髓发出的生殖神经由骶骨两侧骶神经孔（"八髎"穴）及尾骨处（"长强"穴）穿出，走向会阴部，因而按摩脊柱，直到尾骨末端，可疏通督脉，防治脊柱病变，且有益于脑及脊髓。按摩腰骶部，可防治阳痿。

按摩足：双足投影于两侧大脑半球之间，所占区域较大，所以按摩双足不仅有利于局部肌肉韧带松弛，而且对大脑有良好的刺激作用。"涌泉"穴位于足心，此穴属足少阴肾经，常按摩此穴可补肾壮阳，对神经及精神系统均有益。

按摩全身肌肉大小关节：可防治肌肉萎缩及关节疾患。

水按摩：游泳、洗澡对身体也是一种按摩。淋浴时可有意用热水冲洗颈项、脊柱，对防治脊柱增生、僵直及脊髓病变有一定效果。

中医所描述的穴位（亦称俞穴），也是实践经验总结，沿经脉路线的穴称"经穴"，经脉以外的穴称"奇穴"，凡有压痛感而无穴位名称的就称"阿是穴"。经络像网络一样密布于躯干四肢，因而穴位亦遍布于全身。根据实践经验，每个穴位都有与其对应的脏腑，治疗相对应的疾病。按摩全身各处，不仅疏通了所有的经络，而且也按摩了所有的穴位，具有防治疾病和强身健体的双重作用。

2. 适度运动

运动量和强度的把握，以适合自身年龄及健康状况为宜。运动也要遵循"中庸"的原则，运动量不大不小，运动强度适中，不高不低。泰国医学教授阿萨拉努拉哈说："适当的运动受益最大，损伤最小。"古人云："四肢欲小劳，譬如户枢终不朽"，"形要小劳，无至大疲"，"养生之道，常欲小劳，而莫大疲及强所不能堪胜耳"，"体欲常劳，食欲常少，劳无过极，少无过虚"，"量力行，但无令气乏气喘而已"，"形大劳则毙"。适当的运动，尤其是青少年时期的锻炼，可增强心肌收缩力；但过强、过累、超负荷的运动，会使心肌受损乃至衰竭，历史上因剧烈运动而猝死的运动员并不罕见。目前医学界公认，激烈竞争性运动对健康无益，老年人更不宜剧烈运动。跑步时，每跑一步，脚部就必须承受自己身体重量 2 至 3 倍的负荷，跑步对下肢各关节、脊柱及大脑的反冲力、震动度均较步行为大。随着年龄增长，全身各器官组织功能都在退化中，骨关节面粗糙，骨质增生，肌肉韧带弹性降低，做跳跃、跑步等强度较大的运动时，容易造成关节脊柱、肌肉韧带损伤，甚至骨折。老年人，尤其是脊柱、腰肌有病者不宜过度弯腰。

　　老年人心脏功能减退，若运动强度过大，时间过长，心脏负担加重，可引起心力衰竭，甚至猝死。古人有"劳极则精罢，形大劳则毙"之说。心率是运动强度的指标，运动时可用右手中间三个手指放在左手的手腕处，数 15 秒的脉搏数，再乘以 4，即为每分钟心跳次数。有学者提出，运动时的每分钟心率加年龄应小于 170。然而随着年龄的增长，心肺功能都有生理性减退，老年人多患有冠心病等疾病，因而，老年人运动时最高心率宜保持在每分钟 100 次以下为宜。每次运动 20～30 分钟，可使心肺功能得益。若时间过长，除增加心肺负担外，还可能使肌肉、韧带和骨骼受损。过度运动可使关节软骨及滑膜磨损或损伤，导致原本光滑的关节软骨产生缺口和裂缝。

　　运动不求量大，但求规律，规律运动能稳定且持续地产生一氧化氮，诺贝尔医学奖获得者路易斯·伊格纳罗研究发现，一氧化氮在心血管系统中有奇特的作用，它能使血管扩张、血压下降,并抑制血栓形成,使血液循环得到改善。

美国匹兹堡大学(University of Pittsburgh)心理学系教授埃里克森博士对 299 名受试者做了一项长达 13 年的跟踪调查,研究身体活动与大脑体积以及认知功能障碍之间的关系。299 名受试者在调查开始时均为身体健康的老年人(平均年龄 78 岁),受试者每周走路范围从 0～300 个街区面积不等,平均 56.3 个街区面积。调研结果显示,9 年后,每周走路范围达 72 个街区面积以上(约合 9.7～14.5 公里长)的受试对象与走路范围更少的人相比,前脑、后脑以及海马区的灰白质体积都更大;13 年后,走路更多的受试对象中罹患认知障碍症的比例也比走路更少的那组要少一半。研究者分析称,老年人大脑体积会缩小从而影响到记忆力,若从中年开始就定期运动,有助于老年人维持大脑的正常思考能力和记忆力。

美国阿帕拉契州立大学(Appalachian State University)的研究表明,每天运动 30～45 分钟,坚持 12 周后,免疫细胞数目增加,抵抗力也随之提高。要注意的是,运动只要达到心跳加速即可,例如散步就很适合,运动太剧烈或时间过长,超过一小时的话,身体反而会制造一些激素,抑制免疫系统的活动。

老年人适宜选择散步、游泳、舞剑、太极拳等运动。世界卫生组织将走路称为"世界上最好的运动"。步行可运动形体,其强度适中,对肌肉、关节以及循环、呼吸和神经系统均有裨益:行走带动全身一半的骨骼肌肉进行有节奏的活动,使末梢小动脉交替舒缩,充分发挥肌肉的"唧筒"作用,促使下肢血液向上回流心脏,促进全身血液循环;步行还有助于食物的消化吸收,并调节精神。从增强体质和免疫功能来说,步行是一种最理想的运动方法。古人讲:"散步者,散而不拘之谓。且行且立,且立且行,须得一种闲暇自如之态。"散步可以使头脑清晰、思维敏捷,"散步出智慧",经常步行锻炼,可帮助老年人保持大脑敏锐。美国《衰老神经科学前沿》杂志刊登的研究发现,散步时人的推理能力会提高。散步能防止大脑功能减退。美国的一项研究指出,每天走路至少 2 小时,可以使老年性痴呆症的发生推迟 6~8 年时间。每周走路至少 90 分钟的妇女与每周走路少于 40 分钟的妇女相比,前者在大脑功能测试中分数更高。美国心理学家伯奈教授说:"每天坚持 30 分钟散步,和不同的人相互问好,恐怕是最简单的快乐药方了。"游泳时,身体为了克服水的阻力,心脏收缩增强,搏出血量增多,血液循环加速,促进了胆固醇的分解,减少其在血管壁上的沉积。同时,游泳时还要克服水对胸廓的压力,呼吸肌力量加强,呼吸深度增加,肺活量得以提高,气体交换能力增强。太极拳既活动四肢、脊柱及全身,又将"静、松、缓、柔、守"贯穿始终,既锻炼了身体,也调适了情绪。做伸长运动,双手握横杠,躯体下垂,可以使长时间处于被挤压状态的脊椎骨及四肢关节有所松弛,改善血液循环,可防治椎间盘脱出。此外,还可做不负重运动,即平卧位,屈髋,双上肢及双腿向上反复屈伸,双足前后屈伸,也可坐在高处双下肢向前屈伸,既活动了关节,又锻炼了肌肉,还不损伤关节面和肌腱韧带。

老年人应多在户外活动,亲近大自然,接受阳光照射。阳光不但可促使皮肤合成维生素 D,促进钙的吸收,还有助于消除焦虑情绪,防治抑郁症。牛津大学(Oxford University)神经科学家卢梭·福斯特博士研究发现,阳光能促使欣快激素血清素的释放。美国科学家的研究表明,每天日晒 15 分钟,还可预防多种癌症。现代医学研究表明,阳光能促进神经生长因子的生长,促使神经纤维延长,多晒太阳可预防老年性痴呆症。英国爱丁堡大学(University of Edinburgh)研究发现,阳光中的紫外线有助于降血压,能增加维生素 D 的活性,皮肤细胞还会释放出一氧化氮,有助于舒缓血管。古人云:"日为太阳之精,其光壮人阳气,极为补益。"中国传统医学养生学倡导"采日精月华",即在旭日东升、皓月当空之时,闭眼面向太阳、月亮呼吸。阳光能治疗抑郁症,中西医已成共识。现在美国有人在研究月光的光谱,探讨用月光治疗抑郁。

面对日光"采气",要选择时间、采取措施(如涂抹有防紫外线功能的防晒霜),防紫外线过量照射,因为过量紫外线会引起皮炎,甚至皮肤癌,眼睛过多接触紫外线,可促发白内障。最适合晒太阳的时间是上午 8～10 时和下午 4～5 时,这两段时间内红外线居多,紫外线较低,阳光比较柔和。最忌在中午 12 时至下午 4 时长时间晒太阳。依据紫外线强弱决定晒太阳时间的长短,通常每日晒 30～60 分钟为宜。夏季别忘了戴墨镜,涂防晒霜。雾霾天气不宜"采气"。

3. 有氧代谢运动

有氧代谢运动由美国科学家库珀(Cooper)首先倡导并推广。运动时,通过深快呼吸,能满足机体运动所需的氧气,则为有氧代谢运动。其特点是运动强度适中,如步行、慢跑、骑车、游泳等。而竞争激烈的短跑、跳高、跳远、投掷等短时间大强度运动,在运动时吸入的氧气不能满足机体的需要,需在运动后补偿,这些均属无氧运动。在美国由于推广了有氧运动,据报道在二十年间，高血压人数降低 33％，心肌梗塞死亡率下降 37％，脑卒中死亡率下降 50％，吸烟人数减少了一半，人均寿命延长 6 年。有氧代谢运动，已逐渐在全世界推广。

有氧代谢运动的运动量以心率为衡量标准。一般健康人的最高每分钟心率 ＝ 220－年龄。运动时的心率一般为最高心率的 50％，不要超过 85％。有氧运动可增强心肌舒缩功能，加快血液循环，促进新陈代谢，增强机体各系统的生理功能，增加大脑的内啡肽的分泌，调节情绪，使精神愉悦。然而老年人的心、肺、肝、肾等内脏功能都有不同程度的生理性减退，四肢关节多发生退行性变，大多数人都患有动脉硬化、骨质增生等病患，因而选择有氧运动的项目要因人而异，要做心肺功能检测，随时调整运动量，循序渐进。比较健康的老人，做有氧运动时心率亦应小于100 次／分。近来有学者提出，在做有氧运动前先数一下脉搏，在运动后的次日早晨起床时再数一下脉搏，看每分钟脉搏数增加了多少，若大于 5 次／分，则提示前一天运动量偏大。做有氧代谢运动时，仍然可融入中国传统医学所倡导的"动中寓静"，心态松缓，悠然自得。

适度运动对身体有益。运动可促使脑垂体分泌更多的生长激素，有利于青少年生长发育；运动可促使脑内产生内啡肽，使情绪愉悦，可防治抑郁症；运动可促进脑细胞再生，有利于防治老年性痴呆症；运动可以消耗更多的热量，保持标准体重；可促使肌肉摄取和利用葡萄糖，使血糖降低；运动可增加造骨细胞的数量及活性，促使钙离子沉积于骨骼，防治骨质疏松症；运动可促使体内产生一氧化氮，改善血液循环；运动还可活跃免疫系统，使抵抗力增强。但是，过度运动对身体反而有害：过度运动使心跳加快，心脏负担加重；使肾上腺皮质激素分泌增多，反而降低免疫系统功能，导致抵抗力下降；过度运动还容易使关节受损。美国宾夕法尼亚州的心血管专家马劳姆的研究显示，与适度跑步的人相比，不跑步运动的人和过度跑步的人寿命可能更短。美国预防心脏病学会主任詹姆斯认为，过多的跑步会使跑步者的身体负担过重，长期过度运动可引发心脏问题，并削弱适度运动带来的好处。美国心脏、肺脏和血液学会的迈克劳尔说："人的平均寿命等同于心跳 30 亿次，若能减慢心跳次数则可延长寿命。"当然，心率过慢，会影响全身血液供应，甚至因脑缺氧而晕厥，所以在安静状态下，心率维持在 65 次/分左右为宜。老年人运动要量力而行，以运动后全身舒适无疲劳感为宜。运动完之后，要休息片刻，方式是：能坐不站，能躺不坐，即平卧是消除疲劳的最佳方式。

七、睡眠

睡眠是机体停止与外界接触，心身处于完全休息的状态，是机体新陈代谢活动的重要生理过程，也是人类的一项基本需求。没有睡眠就没有健康。世界卫生组织（WHO）认为睡眠和食物、空气、水为人类生命的四大要素，是身体健康的重要指标。大脑在清醒与睡眠状态时功能完全不同，清醒时会有意识，而睡眠时才能高效清除堆积在大脑内部的代谢废物，从而恢复大脑活力。医学专家认为，"清除脑内垃圾"是睡眠的一项重要功能，如果睡眠不足，脑细胞产生的垃圾就会堆积起来，伤害脑细胞，时间久了就会患上老年性痴呆、帕金森氏症等脑部疾病。人的一生有三分之一的时间是在睡眠中度过的。睡眠时,精神舒缓,周身松弛,脑细胞得以充分休息,体内各系统的运转相对减慢,代谢降低,体温下降,呼吸变慢,心率和血压也降低,能量消耗减少,睡醒后头脑清晰,精力充沛。睡眠状态下,脑垂体前叶分泌大量生长激素,促进儿童生长发育;对于成人,生长激素参与制造蛋白质、核酸等身体所需的物质。

睡眠不仅让身体得到充分放松,更是让心智休息的最佳时机。充足的睡眠有助于脑部发育,增强记忆力,改善判断力,提升专注力与学习效果,并能稳定情绪。睡眠专家 Neil Stanley 博士说:"研究证明了睡眠能够帮助机体清除神经毒,睡眠有利于我们更好地进行日常工作,睡眠对于身体功能的恢复具有重要作用。"因此,睡眠对健康的益处不亚于营养和运动。睡眠充足、睡眠质量好的人能够更好地抵御病毒。冬天,许多动物进入冬眠状态,使其生理机能得到很好的修复,现代医学常用"冬眠疗法"治疗危重病人,取得良好疗效。美国的免疫学家在对睡眠和人体免疫做了一系列研究后认为,睡眠除了可以消除疲劳,还与提高免疫力、抵抗疾病的能力有着密切关系。有充足睡眠的人血液中的 T 淋巴细胞和 B 淋巴细胞均有明显上升,而这两种细胞正是人体内免疫力的主力军。夜间的深睡眠是人体免疫系统恢复的最佳时间。

睡眠不足,使人精神萎靡,情绪容易激动,焦躁易怒,同时体内负责对付病毒和肿瘤的 T 淋巴细胞数目会减少,影响免疫系统传导化学物质的功能,使免疫力降低。长期睡眠不足将直接导致脑功能减退,记忆力、注意力、机敏度、反应能力以及创造力都会有所下降,而且容易导致认知功能减退。但睡眠不好的影响远不止这些,动物实验表明,长时间缺乏睡眠的小白鼠的寿命大大缩短。最近美国医学刊物报道,睡眠不足者癌症发病率高,尤其是结肠癌和直肠癌发病率增高明显。一项研究显示,睡眠不好的女性罹患乳腺癌的风险高,睡眠不好的男性罹患前列腺癌的风险是没有睡眠问题者的 1.6~2.1 倍。睡眠不足损害健康已成为现代社会的普遍问题。一项研究显示,睡眠不足的青少年 24% 容易患抑郁症,而 20% 容易有轻生的念头。美国加州大学圣迭戈分校精神医学教授兼睡眠研究员安克里·依斯列指出,睡眠不足甚至会出现痴呆的现象。

1. 睡眠时间

充足的睡眠是恢复体能的重要保证。困倦是大脑相当疲劳的表现,不应该等到这时才去睡觉。只有养成定时睡觉的习惯,保证每天睡眠时间不少于 8 小时,才能维持睡眠中枢生物钟的正常运转。医学研究认为,若睡眠时间过短,身体各器官的功能就难以得到充分恢复。正常情况下,幼儿每天需睡 13 小时,成年人需 8 小时,60~70 岁的老人每天睡眠时间应不少于 8 小时,以自然苏醒再无睡意为最佳,70~90 岁的老人每天需睡 9 小时以上,而 90 岁以上的老人每天宜睡 12 小时,这样才有利于健康长寿。古人云:"少寐为老年人大患。"

美国一项医学研究显示,小孩子睡眠不足会增加患抑郁症的几率,成年人睡眠不足则可使高血压、心脏疾病、中风和癌症的风险明显增加。美国凯斯西储大学一项研究发现,每晚 7~8 小时的睡眠可保持身体正常节律,有利于降低癌症危险。每晚睡眠不足 6 小时的绝经妇女患乳腺癌的危险是睡眠时间充足妇女的两倍。

　　良好的睡眠习惯对身体健康十分重要。能取得较好睡眠质量的入睡时间是晚上9点～11点,在这期间,人体精力下降,反应迟缓,思维减慢,有利于进入睡眠状态。最佳睡眠时间为晚上11点至次日6点,而晚上11点至次日3点为睡眠黄金时间,若长期错过这段睡眠黄金时间,将会发生睡眠障碍。那些喜欢夜生活或者不得已加班加点,经常凌晨1～2点钟入睡的人,容易患病和衰老。英国一项研究证实,睡得晚或睡觉时间不规律会影响儿童智力发育,降低其反应、阅读和算术等能力。据2013年英国《每日电讯报》报道,英国新一期《流行病和公共卫生杂志》报告说,英国伦敦大学的研究人员针对1万多名3～7岁儿童的研究发现:孩子晚上如果没有相对固定的睡觉时间,或睡觉时间晚于9点,儿童在阅读、算术等方面的成绩会比较差,睡眠不规律会使他们的反应能力、空间认知能力有所降低。不按时睡觉还会导致他们在智商测验中得分偏低。研究者认为,就寝时间不规律会扰乱人体的自然节奏,导致睡眠被剥夺,从而限制了大脑吸收和保存新信息的能力。这种不良作息习惯会对孩子的生命历程产生深远的不良影响。

　　美国芝加哥大学的最新研究表明,睡眠时间较长能够降低动脉内的钙沉积,减少5年后出现冠状动脉硬化的概率。他们测量了495名年龄在35～47岁之间的试验者实际的睡眠模式,使用特殊的计算机断层扫描法(CT),对心脏动脉中钙沉积情况进行扫描和评估,研究开始进行一次,5年后进行第二次。结果发现,夜间睡眠不足5小时的人群中,有27%患上了动脉硬化;睡眠在5～7小时的人群中,比例下降到11%;睡眠时间在 7 小时以上的人群中,比例下降到 6%。

除保证夜间有充足的睡眠外,中外学者还提倡午睡,认为午睡有利于保护人体健康,对增强抗病能力和提高工作效率大有裨益。研究表明,午后小睡可以提高士气,提高生产效率和安全系数。德国杜塞尔大学的研究人员证明了"短暂睡眠"的强大威力,仅仅一个"6 分钟的小盹"就能很大程度上提高记忆力。美国宾西法尼亚大学医学院斯坦比教授指出:"午睡不是什么享受,而是人体生理上最基本的需要。"西班牙科学家发现,午睡不仅有益于工作和生活,还可以延长寿命。瑞典科学家对心脏病患者与健康人各 90 名的日常生活习惯观察对照分析,结论是:每天坚持午睡 30 分钟,可使心脏病发病率减少 30%;午睡 45 分钟到 1 小时,心脏病发病率减少 40% 左右。老年人精力有限,容易疲劳,白天喜欢打盹,几分钟后便自动醒来,觉得精神好多了。有关研究认为,老年人有打盹习惯是健康的标志,有益长寿。白天有打盹习惯者,晚上睡觉时更容易进入梦乡,也易睡得深沉。一般白天打盹 2～3 次,每次 10～15 分钟,有利于健康。打盹时最好躺着,而不是坐着,因为若坐着打盹,流入脑部的血液会减少,引起脑供血不足,醒来后会感到头晕、腿软、周身无力,如果立即起身行走,容易跌倒,发生意外。当然,睡眠时间也不宜过长,若睡眠过多,可因血流缓慢,血中有形成分沉积而容易形成血栓。若有嗜睡现象,则可能是某种疾病的症状之一,须去医院就医。

2. 入睡方法

睡眠质量比睡眠时间的多少,对人体健康更为重要,只要能快速入睡,醒来后精力旺盛,就是好的睡眠。对于入睡困难者,关键是要学会自我放松,忘掉白日的紧张和烦恼,保持宁静的心情。孔子云"寝不言",入睡前不要议论,更不要争论。古人说:"大抵以清心为切要",即什么都不想,一切事情都起床后再说。入睡前,"必先平居静养","静心寡思","先睡心,后睡目"。还可"绕室行千步,始就枕",以动求静。在户外向高空仰望,也有助于清心入静。古人主张"常夜濯足卧",即睡觉前用温热水泡脚,对睡眠和健康有益。水的最佳温度是40℃～45℃,这个温度的热水能使全身肌肉关节松弛,精神压力舒缓。双足在大脑的投影区域较大,因而双足的温热感觉可对大脑产生广泛的良性刺激,而且有利于睡眠。温热水泡足可以舒张足部及全身的血管,减轻心脏负担,使血压有所下降,所以俗话也说:"睡前热水泡脚,胜过三服补药。"泡脚水不要太热,以免烫伤,糖尿病患者常伴有末梢神经炎,感觉迟钝,更易发生烫伤。泡足时间以 10～15 分钟为宜。洗澡可使精神、躯体松弛,同样有助于入睡。但老年人皮脂腺萎缩,保护皮肤的脂质分泌减少,所以洗澡时宜少用洗浴液,否则易使皮肤干燥、瘙痒。洗澡水温度也不宜太高,以 35℃～38℃为佳,这个温度与体温接近,感觉非常舒适。水温过高可使全身皮肤毛细血管扩张,大量血液分布在体表,导致心脑等重要脏器供血相对不足,有心脑血管病的患者就容易发生心脑急性缺血而致意外。

　　大脑中的松果体分泌一种可以促进睡眠的激素——褪黑素,在黑暗的环境中,眼睛接触不到阳光,褪黑素就开始分泌,而褪黑素分泌的多少与白天接触阳光的多少密切相关。如果白天接触阳光不足,夜间褪黑素就分泌得少,就睡不好觉。所以,若每天能晒太阳一小时,可改善睡眠质量。

睡觉时,要全身放松,呼吸自然均匀。吸气时可默念"静",呼气时可默念"松",意守丹田或某景某物,"使心有所著,乃不纷弛,庶可获寐",但应似守非守,不可太专注,最忌者,"心欲求寐,则寐愈难","惟忘乎寐","任其心游思于杳渺无联之区,亦能渐入朦胧之境"。失眠者都有共同的体验,愈想入睡,愈着急,愈睡不着。此时,只有把入睡忘掉,也不要在意头脑中杂乱无章的思绪,全身放松,轻闭双眼,匀长呼吸,就可逐渐地进入睡眠状态。还可宁心静听自己的呼吸,"专心于息之出入,心依于息,息随于心,心息相依,毫不分散。"以听息(呼吸)一念代万念,渐渐入静,慢慢进入松静状态,渐达似闻未闻,恍恍惚惚,不知不觉,自然而然地就进入睡眠状态。

3. 睡眠姿势

古人主张"卧如弓",即侧卧位。处于侧卧位时,全身四肢肌肉呈松弛状态,有利于消除疲劳。"卧宜右侧",右侧卧位不会压迫心脏,且有利于胃排空,并利于增加肝脏的血液供应。当然也不必持续右侧卧位,可与平卧交替,适当变换体位有利于血液循环,有助于预防血栓形成。枕头高低以自然舒适为宜,一般以10~12厘米为好,仰卧时与拳头等高,侧卧时为一侧肩膀的高度。这样可使颈部肌肉充分放松,保持胸部呼吸通畅,脑部血流供应正常。如果心脏功能不良,可适当垫高背部及枕头。血压偏低者,枕头不宜高。睡眠时不要让被子盖住头,以利于吸入氧气,呼出二氧化碳。古人早就告诫:"暮卧不覆首"。睡眠中要盖住肩部,即古人所说的不要"眠中见肩",使肩、颈部保暖,可预防肩周炎及周围面神经麻痹(面神经管位于耳后颈乳突孔内）。

4. 起床

睡醒后，不宜立即起床卜地，动作不要太快，以避免发生体位性低血压，导致晕厥。清晨是发生心绞痛、心肌梗塞、脑出血的危险时刻。早晨睡醒时，不要急于穿衣下床，可先进行全身按摩、梳头、叩齿等，还可咳嗽数声，以舒张肺泡，清理气道，在床上伸展四肢数次，使刚从梦中醒来的身体逐渐适应，然后再从容地穿衣起床。中医云："睡不厌缩，觉不厌伸。"起床时，双足着地宜有先后，古人云："平明欲起时，下床先左脚，一日无灾殃，去邪兼避恶。"人的躯体由两侧大脑半球交叉支配：左半球支配右侧躯体，右半球支配左侧躯体。研究表明，右侧大脑半球的功能包括对空间距离和视觉信号的判断，但绝大多数人用右手写字、持物（即右利手），因而左侧大脑半球受到刺激的机会较多，而右侧大脑半球受到刺激的机会较少。左脚先下床着地，对右侧大脑半球有"唤醒"作用，有助于全天活动的稳健和安全。

八、养生功法

1. 松静功

这是一种静功功法，要求全身放松入静，姿势不拘，卧、坐、立皆可。练功时微闭双眼，自然呼吸，默想静松或体会静松的舒适感，呼吸时配合意念，根据以下方法，逐步将全身调整成自然、轻松、舒适的状态，排除杂念，安定心神，从而调和气血，协调脏腑，疏通经络，起到增强体质、祛病延年的作用。

（1）四面一轴放松法。前面放松：面部→颈部→前面胸部→上腹部→小腹部→两大腿前面→两膝→两小腿前面→两足背→两足十趾。后面放松:头枕部→后项部→背部→腰部→两大腿后面→腘窝部→两小腿后面→两足。左右两侧放松:头部两侧→颈部两侧→两肩→两上臂→两肘→两前臂→两腕→两手十指,意守中指 1～2 分钟,继续放松两腋→腰部两侧→两大腿外侧→两小腿外侧→两足十趾。身体中轴放松:头顶→脑正中→咽喉→胸正中→上腹正中→脐后肾前→会阴→两大腿内侧→两小腿内侧→足底。每次放松完四面一轴(一个循环)后,再把注意力集中在足底涌泉穴,意守 3～4 分钟。每次练功做 2～3 个循环,安静片刻后收功。

(2)局部放松法。在四面一轴放松的基础上,再单独放松身体的某一病患部位,或某一紧张点,默想该处松软 20～30 次。

(3)整体放松法。将身体作为一个整体,默念放松,有三种不同做法。方法一:从头到足,笼统地、似流水般地向下默念放松。方法二:就整个身体笼统地由内向外默念放松。方法三:依四面一轴放松法,流水般地向下默念放松,中间不停顿。

2. 保健功

(1)梳头及鸣天鼓:双手手指张开由前向后梳理头发;双手掌掩耳,用食指、中指和无名指叩击枕部,双手同时叩和交替叩。

(2)干洗脸:双手推摩额部、眼眶、鼻梁、鼻翼及口周围,双侧面颊宜自下向上推摩。

(3)轻叩齿。

(4)舌舔上颚及上下齿龈,待唾液达到一定量时,漱口咽下。

（5）轻揉双耳轮并按摩耳轮周围。

（6）按摩胸部：胸骨后为食道，用手掌自胸骨柄由上向下推摩，符合食道蠕动方向。

（7）按摩腹部：①上腹部：宜自剑突下向右推摩，符合胃蠕动方向。②中腹部：以脐为中心，双手掌叠加，绕脐旋转按摩。③下腹部：双手掌叠加，揉摩脐下区域（下丹田）。④腹周边：用手掌自右下腹→右上腹→右肋下，平行向左→左肋下→再向左下腹推摩，这符合升结肠→横结肠→降结肠→直肠的蠕动方向。⑤沿"任脉"走向，自胸骨上端直下至耻骨联合推摩。

（8）轻揉颌下、两侧锁骨上窝、两侧腋下及腹股沟，这些区域为淋巴结所在之处（正常情况下，淋巴结不易被触及）。

（9）轻揉双侧睾丸。

（10）按摩四肢、双足背、足底、足心、足跟及足趾。足心为涌泉穴所在处，常搓此穴，能除湿气、固真气、补肾壮阳。按摩双肘、双侧腘窝及左右大腿。《灵枢》云："肺心有邪，其气留于双肘。肾有邪，其气留于双腘。脾有邪，其气留于两髀（bì，指大腿）。"

（11）按摩颈背部、腰部及骶部。沿"督脉"走向，自手在颈背部能触及脊柱的最高部位，顺脊柱直下至骶骨、尾骨末端进行推摩，并按摩脊柱两侧的肌肉。双手不易达到之处，可借助"老人乐"等物件轻轻抓挠。

（12）不负重运动：平卧位，屈髋，双腿双足做伸屈运动。也可坐在高处，双脚悬空，两下肢做以上运动。

（13）站立位，头及双上肢伴随躯干左右摇摆，前屈后仰，旋转臀部。动作要缓慢柔和。

（14）呼吸操：每次以 5 分钟为宜。

环境：户外空气新鲜，树木花草多的地方，雾霾天气不宜做。

胸式呼吸：随胸廓舒缩伴深长呼吸。

腹式呼吸：深长呼吸时，腹部随之隆起回收。

《明医论·服气疗病篇》云："依常以鼻引气，口中吐气，当令气声逐字吹、呼、嘘、呵、嘻、嘶吐之。若患者依此法，皆须恭敬用心为之，无有不差，愈病长生要术。"

每天早上起床后咳嗽数次，以清除呼吸道痰液，同时可扩张肺泡。

（15）双眼向高空或远处眺望，眼球做上下、左右、外上内下活动，然后做顺时针及逆时针旋转活动。

（16）采日精月华：太阳升起时，闭目面向太阳深呼吸；当月亮高挂天空时，闭目面向明月深呼吸。

做保健功时，要去除杂念，心静，体松，悠然自得，可默念六字诀（吹，呼，嘘，呵，嘻，嘶），还可默念一些有益于修身养性的至理名言及歌谣，通过语言暗示诱导，提高自身的道德修养。部分保健功可在早晨起床前或晚上入睡前在床上进行。

3. 太极气功慢跑

包括原地跑、前进跑及后退跑。要领如下：

松：身心放松，可疏通经络，畅达气血。

静：心神平静，万虑泯灭，精神内敛，悠然自得，动中寓静，静中寓动。

缓：以跑时不喘不促为准。

颤：跑时全身像凉粉一样颤动。

前进跑和后退跑时，场地一定要宽、平、安全。闭眼跑以原地跑为宜，好似周围事物均不存在，产生身体犹如在空中的超然感觉，进入"浑浑沌沌乐无涯"的境界。后退跑对老年人不宜，因为老年人平衡功能较差，若不慎跌倒，易发生骨折。

4. 行功

对于因工作忙而无时间练其他功的人，行功是一种极好的功法。行功的准则是：心宜无事，神宜安详，身宜正直，步宜轻缓，态宜融和。

心态静松，可反复默想"恬淡虚无"，安详缓步而行，自得气和心定，渐入佳境。行走时可用"数步法"排除杂念，每数到9时，从头再数。可配合行走节律呼吸，吸气时默数2～5步，呼气时默数3～7步。也可意想气归丹田。要步履轻盈，悠然自得，万事都莫思量，注意力放在双足上，信步而行，信步而止，"两脚任从行处去，一灵常与气相随"。行走时，可以想像自己是只金龟，像龟一样神静心清，缓若龟步，轻不扬尘，慢条斯理，轻盈闲步。对于老年人，行走以稳健为要，"行如盲无杖，自然依本分；举步低且稳，踏实方可行。"行走时，借鉴盲人无拐杖时行走的姿态，稳步前行，以防摔跤。

若条件允许，最好在乡野或林间行走，"尘世纷纷一笔勾，林泉乐处任遨游"，"能自乐时还自乐，到无心处便无忧"，"万缘脱去心无事，惟有空来性坦然"，"行也禅，坐也禅，语默动静体安然。"淡定自如，自性不动为禅。日常生活中随时随地都可融入静松，即使要赶路，或要立即完成某件工作，可手脚快一点，而心态要平和安静，动中有静，静中有动，相辅相成。

5. 六字诀

此法是配合呼吸,默念六字字音,用以调整内脏功能,调节情绪。这个方法是基于中医理论的"五行"和"三焦"学说。中医的五行与脏腑的对应关系为:木↔肝,火↔心,土↔脾,金↔肺,水↔肾。中医理论中,将身体按区域划分为三焦。上焦:自胃之上口,向上至舌下之区域,包括心、肺两个脏器;中焦:自胃之上口,向下至胃之下口之区域,包括肝、脾、胃三个脏器;下焦:自胃之下口,向下至二阴之区域,包括肾、大小肠和膀胱等。

六字:嘘(属肝木)、呵(属心火)、嘶(属肺金)、吹(属肾水)、嘻(属三焦)、呼(属脾土)。

四季六字歌诀为:"春**嘘**明目木扶肝,夏至**呵**心火自闲,秋**嘶**定收金肺润,肾**吹**惟要坎中安,三焦**嘻**却除烦热,四季长**呼**脾化餐,切忌出声闻口耳,其功尤胜保神丹。"

脏腑六字祛病法,其歌诀为:

嘘:肝木青龙旺在春,病来还觉好酸辛,眼中赤色兼多泪,嘘法行功效若神。

呵:心神烦躁急需呵,此法灵灵更莫过,喉内口疮并热痛,行之渐觉体安和。

嘶:肺生咳嗽作痰涎,胸膈烦躁喉舌干,祛病急行嘶字诀,上焦火降自然安。

吹:肾为水海是生门,保命藏精养蒂根,眉皱耳鸣兼黑瘦,吹之精气及昆仑。

嘻:三焦火症报君知,静坐蒲团须用嘻,此法通去传上古,清凉三部胜良医。

呼：脾家属土太仓名，饮食成痰湿热生，泻痢肠鸣并吐水，急调呼字便和平。

中医认为，肝阳上亢时易怒，怒又伤肝。欲发怒时，默念"嘘"字有助于平稳情绪。心情烦躁时，默念"呵"字有助于宁神静气，消除烦躁。对于气管、支气管、肺部疾患，默念"嘶"字可缓解症状。常常默念"吹"字，对神经精神系统有益。胃肠不适时，默念"呼"字有益。常默念"嘻"字，可疏通三焦各脏器，也可除烦。

默念六字诀的同时要心静体松，伴随呼气吸气而行，不拘姿势，坐、卧、行及做各种活动时均可进行。吸气时念一个字，呼气时念同一个字或另一字均可，呼吸要深长均匀。此法容易掌握，长期坚持，对身体健康必有益处。

中医认为，春天万物萌发生长，生机勃勃，人与大自然相一致，好动，易兴奋，遇到不顺心之事，容易激动，因而春天常常默念"嘘"字对肝有益，有助于息怒。夏天，天气炎热，容易上"火"，心情烦躁，故夏天常默念"呵"字，对心有益，有助于消除烦躁。秋季，万物凋谢，气候干燥，易患呼吸道疾病，常念"嘶"字，对肺有益。冬天，气候寒冷，户外活动少，接触大自然少，人际交往也减少，情绪容易抑郁，常默念"吹"字，有助于调整情绪。

九、娱乐

健康的娱乐使人精神放松，心情愉悦，有益心身。应经常与外界保持接触，与亲朋好友沟通交流，共享欢乐。但不宜参加使人过度兴奋、太耗神的娱乐。

唱歌能让人忘却烦恼，心情舒畅。唱歌时声带、肺脏、胸肌等都得到锻炼，而且还有益于大脑的逻辑思维。我国古代名医朱震亨曾经说过："乐者，亦为药也。"清代吴尚先认为："七情之病，看花解闷，听曲消愁，有胜于服药者矣。"美国马里兰大学（University of Maryland）的研究者认为，经常唱歌，可延年益寿。音乐可调节人的情绪，影响人的内在感情，激发人的活力。音乐对人的心身疾病具有预防治疗作用。

美国"健康日"网站报道，听音乐不仅能陶冶情操，还能降低胆固醇水平，起到促进心脏健康的作用。美国马里兰大学的研究人员调查了近万名当地居民，结果发现，经常听自己喜欢的音乐的人，其血管输送血液的功能比从不听音乐的人高26％。研究人员分析，音乐能增加血液中一氧化氮的水平，而一氧化氮有助于预防血栓形成，减少坏胆固醇（即低密度脂蛋白胆固醇）在血管的堆积，能起到防治心血管疾病的作用。

听音乐也要有所选择。当人们听到旋律优美、欢快活泼、起伏明显的乐曲时，情绪愉悦；而轻柔舒缓、节奏平稳的乐曲，会产生镇静作用，研究证明，这些音乐特有的旋律与节奏能使人的血压降低，使基础代谢和呼吸速率减慢，可以缓解疼痛，消除精神紧张，降低血压。记忆力衰退的人最好常听熟悉的音乐，熟悉的旋律往往促使人联想过去的生活经历，勾起对往昔岁月的回忆，对老年性痴呆症也有一定疗效。美国夏威夷大学吴慎教授指出，古典音乐还能增进免疫系统的功能，古典音乐属于低音波音乐，可以让心情更加平静，更好地完成对免疫系统的调节；而摇滚音乐则会使血压升高，不利于健康。曾有医学专家对音乐爱好者做调查，发现常欣赏古典音乐的家庭相处融洽,而常听浪漫派狂野音调的人,容易与他人发生冲突。音乐专家提醒,常听摇滚音乐的女孩子,可能改变其原本温柔的个性,因为在超过 70 分贝的音响环境中,噪音会使大脑皮层兴奋与抑制的平衡遭到破坏,注意力、记忆力和判断力明显下降,而那些怪诞刺耳的超过 115 分贝的演奏则可能导致脑功能严重障碍,甚至精神失常。

观看风趣幽默、品位高雅的戏剧或滑稽小品时,人们常发出笑声。笑是最有效的身体放松运动,有报道称,笑一分钟可替代 45 分钟的放松运动。笑可以改善胃肠消化功能,促进血液循环,增强大脑活力,排遣紧张情绪,还有助于解除疼痛,改善睡眠。著名作家乔纳坦·斯威夫特在一本书中写道:"世界上三位最好的医生就是饮食、休息和愉快的笑声。"

美国《运动医学》年刊的研究发现,欢笑不只是可以降低精神压力,还可改善血液循环,避免血压增高并促进心脏的健康。这项研究涵盖一群健康的成年人,要求他们看喜剧片或纪录片,并在观看影片时检测颈动脉将血液带入大脑和脸部的流动情形。研究人员指出:受测者在观赏喜剧电影后,动脉顺应性得到改善,血管的扩张也较显著。另一组看严肃纪录片的受试者,血管则缩小 18%,而血管狭小是造成高血压的主因之一。研究人员表示,欢笑产生的正面影响可以持续 24 小时,欢笑不仅使心脏健康,对身体各方面的健康均有非常正面的作用。

研究人员推测,愉快的笑声可能会刺激某些特定激素的分泌,使血液流速加快,而开怀大笑等积极的情绪则可能对血管内皮产生有益的影响。美国曾有研究指出,每日大笑数次有益身体健康,因为大笑和运动一样,可促进血管舒缩功能;反之,忧郁则会提高死于心脏衰竭的危险。

英国《每日电讯报》报道,科学家称"欢乐大笑等于体内慢跑",它能降低血压,减轻精神压力,增强人体免疫力。美国加州洛马林达(Loma Linda University)大学的李·伯克博士说,情绪和行为都对人体有生理影响,他研究得出结论,人体反复大笑的反应与反复运动的效果相似,他说:"正如圣经中的至理名言所说的那样,大笑可能真的是一剂良药。"伯克博士二十多年来一直研究笑声产生的生理效果,他说:"一串欢笑所带来的愉悦与运动后分泌出的内啡肽带来的效果一样。"伯克博士发现,欢笑能使干扰素明显增加,增强免疫功能,使免疫细胞变得更活跃,欢笑还可以增加癌症患者体内自然杀伤细胞的数量来对抗肿瘤。

美国马里兰大学医学院的米勒说:"我们并不建议用大笑来取代运动,而是建议大家笑口常开。欢笑时血管内皮会发生类似有氧运动产生的变化,但没有做运动的痛苦。"

美国北卡罗来纳州杜克大学(Duke University)对心脏衰竭患者所进行的另一项研究显示:有轻微抑郁症者的死亡危险比一般患者高 44%,由此也可见欢笑与愉快的心情对人体健康的重要性。

除了对心血管的益处之外,专家学者还归纳了几个笑口常开的益处:

(1)止痛:欢笑时大脑的神经细胞会释放一种叫 β-内啡肽的产物,它是大脑中负责传递让人产生快感和止痛信息的激素。

（2）增加免疫力：开怀大笑时，人体的免疫系统特别活跃，血液中抗体含量明显增多，循环也加快，这些都能提升身体的免疫功能。

（3）促进肺功能：大笑使呼吸系统更顺畅，因大笑时鼻孔和口也张开，肺部扩张而使肺活量增加，使吸入氧气增多，也连带促进肺功能。

（4）减肥：大笑时身体的肌肉会运动，研究人员计算出人体在大笑状态下比严肃状态下多消耗 20％ 的热量，因此每天开心大笑 10～15 分钟，便可多消耗 50 千卡的热量。

（5）美容：大笑可使皮质醇减少，血液循环加快，也可以使更多的养分被输送到皮肤，帮助皮肤代谢沉积的物质，从而改善皮肤的状况。

因而，大家不妨试试这最天然又最经济实效的养生妙方。

十、房事

婚配是人发育成熟的必然结果，世界卫生组织的瓦斯格说："爱情是防治疾病的一个重要因素。"健康幸福的家庭，夫妻相互体贴、关爱，双方都神清气爽，精力充沛，因为幸福能使人体内的内啡肽含量升高，生长激素浓度也高，机体免疫力增强，所以很少生病。和谐适当的性生活可增进夫妻感情，令双方心情愉悦，它是夫妻双方生理、心理的滋补品。但性生活过度，可导致疾病和早衰。古人云："人复不可都绝阴阳，不交则坐致壅遏之病，故幽闭怨旷，多病而不寿也。任情肆意，又损年命，唯有得其节宣之和，可以不损"，"凡觉阳事辄动，必慎而抑之，不可纵心竭意，以自贼也"，"欲固寿命之原，莫先于色欲之戒也"。古人主张:"人年二十者四日一泄,五十者二十日一泄,六十者闭精勿泄。"老年人房事应多加节制,体弱多病者最好避忌。古人倡导:"上士别床,中士异被,服药百裹,不如独卧","服药千朝,不如独宿一宵","隔房独宿,体质轻强"。

第六篇 顺应自然

中国自先秦始，就注重自然与人类的关系，认为气候变化、昼夜更替、地理环境均可影响健康和寿命。传统医学养生学主张"天人相应"，"动则顺应自然"，"顺四时而适寒暑"，"春夏宜多动，以助阳气生长。秋冬宜少动，以助阳气收藏"，"顺天时者吉，侮天时者凶。春夏乐山高处，秋冬居卑深藏，吉利多福，寿考无穷。"太阳东升西落，月亮盈亏圆缺，风雨雷电，沙尘海潮，无不影响人们的生活，人只有顺应大自然的变化，方能求得自身的健康。

晨练已成为人们特别是中老年朋友生活的重要内容，这就必须注意气象条件。晨起不宜太早，古人云："虽云早起，莫在鸡鸣前。"植物的叶绿素只有在阳光的参与下才能进行光合作用，才能制造新鲜的氧气，日出前植物不但不能制造氧气，而且释放二氧化碳。因此，绿树丛中是白天散步、锻炼的好地方，却非日出前锻炼的理想场所。在某些地区，由于夜间近地面空气层的冷却作用，容易形成稳定的逆温层，使空气中的污染物不易消散，日出前空气污染程度较严重。因此，正确的做法是，晨练应在日出后。

雾天不宜在室外锻炼，尤其是浓雾天。雾是由悬浮在低空中的细小水珠构成,水珠中不仅溶解了大气中的酸、碱、胺、苯、酚等有害物质,还有不少烟尘颗粒及病原微生物,中医称之为"疠疫之气"。起雾时气压低,空中的污染物与水汽相结合,变得不易扩散和沉降而滞留在雾中,人吸入这些物质易产生呼吸困难、胸闷、心悸等不良症状,会诱发鼻炎、咽炎、支气管炎等疾病,故不宜在雾中活动,应待雾散后再外出锻炼。

近来,人们对"霾"高度关注。"霾"是指悬浮在空气中的各种颗粒,雾霾天气中对健康有害的主要是气溶胶粒子,如矿物颗粒物、海盐、硫酸盐、硝酸盐、有机气溶粒子、燃料和汽车尾气等,这些细微颗粒能直接进入并黏附在人体的呼吸道,引起鼻炎、支气管炎等疾病。尤其是直径小于 2.5 微米的微小颗粒(PM2.5)对人危害性更大,它可通过细支气管进入肺泡,再进入肺泡上的毛细血管,经血液循环扩散到全身各脏器,导致多种疾病高发。颗粒中若含有重金属,则可对神经系统、血液系统、生殖系统、内分泌各系统造成损害,是引起癌症的重要原因。雾霾笼罩时气压低,空气中的含氧量下降,使人胸闷,空气中的颗粒污染物还会造成心肌缺血或损伤。潮湿寒冷的雾霾,会造成冷刺激,导致血管痉挛,血压升高,心脏负荷加重,诱发脑溢血等。《欧洲心脏杂志》刊登了一项研究结果,英国伦敦卫生和热带医药学院的学者们对英国约 15 万心脏病患者进行了 3 年多的跟踪研究。他们在调查其中 4 万人的死因时,发现很多患者过早死亡与空气中的 PM2.5 颗粒物有关。如果吸入每立方米 10 微克这种颗粒物,心脏病患者的死亡率就上升 20%。2013 年 10 月,世界卫生组织下属国际癌症研究机构首次指认,被污染的空气已成为导致癌症的物质。

2010年,全世界因肺癌死亡的人中有22.3万例是空气污染造成的。国际癌症研究所主任威尔德表示,将空气污染列为致癌物是癌症研究的重要一步。

减少和避免雾霾对人伤害的最好办法是雾霾天别外出,晨练改在室内进行。若必须外出时最好戴N95口罩,它对空气中的颗粒的阻断率达95％以上。此外必须引起重视的是,有资料显示,二手烟是室内空气PM2.5污染的主要来源,主动抽一支烟相当于在日均PM2.5浓度670微克/立方米的空气里呼吸一天。在所有有屋顶的场所,只要有人抽烟,香烟烟雾中的PM2.5就会悬浮在空气中,成为二手烟,会使其他人吸入有害物质,二手烟没有安全距离。吸烟比雾霾还可怕,吸烟不仅危害自身健康,而且会让他人被动吸二手烟而给身体带来伤害。

一、春季

春季天地俱生,万物以荣,因此应"夜卧早起,时寻花木游赏,以快其意",走出户外到空气清新的大自然中活动,舒展筋骨,振奋精神。春季气温不稳定,乍暖还寒,不可顿去棉衣。春天气温回升,风和日丽,人体生理活动和新陈代谢逐渐活跃,生机勃勃,需要更多的能量,除足够的谷物和优质蛋白外,更需要多补充维生素,应多吃新鲜蔬菜和水果,以提高机体免疫功能,增强抗病能力。饮食宜清淡可口,多吃素食,少吃油腻、生冷及刺激性食物。

春季气候逐渐转暖,动植物从冬眠状态中渐渐苏醒,细菌、病毒亦开始活动。人体的呼吸系统、消化系统和泌尿系统是与外界相通的，最易招致感染。春季是呼吸系统疾病的高发季节，如气管炎、支气管炎、肺炎以及因脑膜炎双球菌经由呼吸系统进入体内而引起的流行性脑脊髓膜炎等。人常常由于受凉、劳累等原因使机体免疫功能下降而发病。因此预防这类疾病的最佳措施是：注意保暖，保持充足睡眠，劳逸结合，少去人群密集、通风差的场所。食盐具有杀灭致病微生物的作用，用淡盐水漱口是最简便易行的预防呼吸道感染的方法。漱口时可头向后仰，让盐水的作用到达咽腔及鼻后腔，以杀灭藏于该处的病菌。年老体弱者可注射抗流感疫苗等预防针，也可适量用增强机体免疫力的制剂，如胸腺肽等。

二、夏季

夏三月，乃天地气交、万物华实之际，应早卧早起。"夏防暑热，又防因暑取凉"，"夏不欲穷凉"，夏季室内温度不可调得过低，也不宜在低温环境中待得过久。气温高时，出汗可调节体温，由于钠随汗排出，因而出汗多时宜饮淡盐水补充钠。高温会加速人体组织蛋白的分解，能量消耗增多，水溶性维生素 B 族和维生素 C 也随着汗液大量流失，加之消化液分泌减少，食欲下降，胃肠功能减弱，往往影响营养的消化吸收，致使体质下降，抵抗力减弱。所以夏季在防暑降温的同时，还要注重饮食调节，适当多吃蛋、奶、鸡、鱼等高蛋白食物及各种水果蔬菜，以满足机体代谢的需求，热天适当吃些苦味食品，可增进食欲，健脾利肺。此外，当环境温度较高时，老年人就不宜再多做体育活动，因为高温下身体代谢已自动增强，若再增加活动，会使体能消耗过多，免疫力、抵抗力进一步下降,对身体健康反而不利。

夏季,苍蝇大量繁殖,加之由于气温高,食物容易腐烂变质,因此是消化道感染性疾病的高发季节,急性肠胃炎、细菌性痢疾最为多见。夏季一定要注意饮食卫生,吃新鲜食物。进餐时与大蒜同食是预防肠道感染的好办法,因为大蒜中含的蒜素对多种致病微生物均有杀灭作用。此外,夏季不宜大量食用温度过低的食物或饮料,冷饮冷食使胃肠血管收缩,减少胃肠血液供应,影响消化功能,还可反射性地引起胃肠痉挛。

三、秋季

秋三月,亦应早卧早起。秋天的早晨是四季中空气最清新、含氧量最高的时候,宜早些起床,散步活动,呼吸新鲜空气,吐故纳新。秋天天气渐转凉,早晚温差大,应随时增加衣服,民间虽有"春捂秋冻,不生杂病"之说,但必须根据气温高低和自身的健康状况掌握。当气温明显下降有冷的感觉时,就不宜盲目"秋冻",而要适时增衣保暖,防病于未然。古人告诫:"衣不嫌过,食不嫌不及。"

秋季是蚊子滋生繁殖的季节,很多病毒性疾病都是通过蚊子叮咬而传播的,如流行性乙型脑炎。疟原虫也是由蚊子叮咬传播给人而引起疟疾。因而秋季要尽量避免被蚊子叮咬,如果在树林中散步或到森林茂密之处旅游,一定要穿长袖衣裤,携带避蚊用品。

秋季气候日渐凉爽,有利于调养身体,增强体内应变能力,使人在冬季到来时,减少各种疾病的发生。秋季宜多吃滋润除燥、健脾化湿的食物,如鸭子、甲鱼、百合、山药、大枣及各种蔬菜水果,多饮清茶,少喝酒,切忌暴饮暴食,少吃辛辣烧烤类食物。

秋季万物开始凋谢,阴雨天气较多,人的心情也容易抑郁。预防抑郁的措施是:多在户外活动,适度接触日光照射,多与亲朋好友相聚谈心,常听轻松愉快的音乐,参加力所能及的旅游活动,这些都有助于维持良好的心理状态。

四、冬季

冬三月,气候寒冷,万物都处于收藏状态,很多动物进入冬眠。人应"早卧晚起,必待日光",日出前室内外温差大,宜待日出后再外出活动。同时要注意防寒保暖,冬天风寒入侵人体,胸背首当其冲,戴条围巾,穿件背心,是很好的选择,尤其要"不令背寒","背宜常暖","胸宜常护"。

冬季气温低,皮肤的冷感受器受到刺激,交感神经系统兴奋,儿茶酚胺分泌增多,全身体表血管常处于收缩状态,血压容易升高,心脏负荷加重。此外,寒冷状态下,血小板易聚集,血液黏稠度增加,易形成血栓。因此,冬季是心脑血管疾病的高发季节,如心绞痛、心肌梗塞、心功能不全等症,常在冬季发生或加重。2013 年美国《赫芬顿邮报》(The Huffington Post)报道两项研究显示,寒冷的天气似乎不仅会影响到心脏病风险因素,还会引发心脏病骤增。瑞士的研究员在分析了 10 项欧洲国家总计约 10.7 万名 35～80 岁的被调查者的数据后发现,心脏病风险因素包括血压、胆固醇等,在冬季气温低时都高于平均值。比利时的另外一项研究调查了 1.6 万名平均年龄 63 岁的曾经患过心脏病的人，结果显示，气温每下降 10℃，心脏病发病风险就上升 7%。原患有高血压、动脉硬化者更易并发脑梗塞、脑出血。因此冬季一定要注意保暖防寒，在冷空气中活动时间不宜久，运动量不宜过大，以不感觉疲劳为度。冷水会收缩皮肤血管，可使血压升高、心脏负担加重，因而高血压及心脏病患者，不宜冷水浴或冬泳。虽然冷刺激可增强免疫力，若不适应，反而会因受凉使抵抗力下降。俗话说："寒从足下起，足冷全身冷"，"护好您的脚，百病不来找"。脚掌与上呼吸道黏膜之间存在密切的内在联系，脚离心脏最远，血液供应较差，皮下脂肪层薄，保暖性能不好，脚部受寒时，会反射性地引起上呼吸道黏膜毛细血管收缩，容易诱发感冒、鼻炎、气管炎等疾病，故冬季要特别注重足部保暖，要穿保暖性好的鞋袜。每晚用温热水泡足，按摩脚掌，可减少呼吸道疾病的发生，还有助于舒张周围血管，减轻心脏负担。高血压患者要经常监测血压，以不高于 140/90 毫米汞柱为宜。血压不高者可服用少量肠溶阿斯匹林，每日服用 75～100 毫克，有预防脑梗塞、心肌梗塞之效。

　　冬季严寒，人们的活动量较小，消耗少，容易发胖，因此要注意饮食调理，减少脂肪摄入，控制体重。冬季天气寒冷干燥，人容易出现口腔溃疡等维生素缺乏的症状，要多吃蔬菜水果予以补充。同时要坚持适量活动，不要久坐久卧。多步行，做健身操，按摩全身，均有助于促进血液循环，防止血液瘀滞，对预防脑梗塞有益。

五、人体昼夜节律

古人仿照四季将一日分为四时,"朝则为春,日中为夏,日入为秋,夜半为冬",每日这种变化与四季的"春生,夏长,秋收,冬藏"的规律是一致的,白天适宜工作学习,晚上就需要休息。若夜间长时间做事,则有损健康。昼夜变化还与病情变化相关。许多疾病往往在日间较轻,傍晚至深夜则逐渐加重。"夫百病者,多以旦慧昼安,夕加夜甚。朝则人气始生,病气衰,故旦慧;日中人气长,长则胜邪,故安;夕则人气始衰,邪气始生,故加;夜半人气入脏,邪气独居于身,故甚也。"

现代医学已证实,在一天 24 小时期间,人体内的多种代谢活动都发生一系列的节律性变化,如肾上腺皮质激素的分泌,在午夜安睡时其值最低,清晨其值最高,白天又逐渐降低。这种自然节律,被称为"人体生物钟"。人体的各种生理功能,如体温、血压、代谢、激素分泌、免疫反应等,都有各自的特定规律,恰似大海的波浪,有波峰亦有波谷。医学家经过多年研究发现,人体各种生理状态的自然节奏,大都受太阳、月亮、季节等周期性变化的影响。日常生活应依照生物钟的节奏,起床、吃饭、工作、学习、运动、睡眠等的时间都应该相对固定。人与大自然要和谐一致,"天人相应",顺应自然环境、时间的变化,有节奏、有规律地生活。生理学家巴甫洛夫指出:"节奏是大自然向我们提出的不可违抗的要求。在人类活动中,没有任何东西比节奏性更有力量。"起居有时,张弛有度,才能身心健康,延年益寿。

白天晒太阳对人体来说也是很重要的,阳光可以直接影响人体生物钟的调节，影响警觉度和睡眠质量，清晨的光线可使生物钟变快，傍晚的光线可使生物钟变慢。美国精神病学教授克里普克博士说："大多数失眠症、习惯性躁动和抑郁症是由于接受室外光线太少或接受阳光照射的时间不当，使生物钟紊乱引起的。"如果你晚上睡不着，早上起不来，你就应在早晨多到室外活动接受阳光，用这种方法调整你的生物钟，把生物钟拨快。如果你有早睡早起的习惯，那你就应在日落前到室外多接受些阳光，把你的生物钟调慢。人们在跨时区旅行时，日光还能帮助调整时差对人的生理节奏的影响，多晒太阳，就能使身体生物钟很快同步适应新时区的时间运行，米费博士指出："由于得到非常充足的阳光，再次同步过程的速度可以提高 40％。"

医学研究还发现，一些疾病的发生或恶化，也存在明显的时间节律。伯明翰心脏研究中心的调查表明，上午 7～9 时心脏性猝死的危险较其他时间增加 70％。美国学者对纽约的4920 名因病死亡者进行分析，发现早晨 6 点是脑血管病死亡的高峰时间，早晨 8 点是心肌梗塞死亡的高峰时间。凌晨的死亡人数占全天死亡人数的 60％。每月农历十五前后，月亮的吸引力像引起海水潮汐一样，作用于人的体液，引起血管内外压力改变，容易发生心脑血管意外。每逢岁末，气候寒冷，环境萧瑟，机体新陈代谢降低，应激能力下降，慢性病往往加重，各种疾病死亡人数常居全年各月之首。掌握了这些疾病发作时间节奏的规律，有利于人们采取相应的防范措施，防患于未然。

第七篇 常见疾病的心理及行为防治

　　中西医一致认为，人的机体是一个统一整体，各脏器功能互相依存，相辅相成，和谐运转。中医的理论基础之一是阴阳说，认为阴阳平衡才能健康，阴阳失衡就会患病。另一学说为五行说，即金、木、水、火、土，各与对应的脏器相关联，脏器之间"相生相克"，其生理活动既相互促进，又相互制约，始终保持平衡协调，身体才能健康，否则将会患病。中医将"心"列为"君主之官"，认为"心"是机体生命活动的主宰。西医认为躯体及各脏器均在中枢神经系统的统一指挥下，各行其能，相互配合，协调运转。机体还具有完整的免疫系统及自我调节功能，一般不宜干扰。人体的生命活动，处处体现着"中庸"，正常人体温、血压不高不低，呼吸、脉搏不快不慢；血糖、血脂、钠、钾、钙等生化指标都有一定的正常范围，过高或过低均为异常，提示存在相关的疾病。

　　为预防和治疗疾病，除了应用必要的药物以外，心理及行为方面的防治方法非常重要。英文将"中庸"译为 golden mean（黄金般的中间值），情绪的最佳状态就是安详平和，要避免亢奋或低沉；各类营养的摄入量也有黄金中值，偏多、偏少都不宜。本篇针对一些常见疾病，从现代心身医学、行为医学以及中国传统医学养生学的综合角度解析病因，从心理及行为的方方面面入手，把"平和"、"得当"、"适度"等"中庸"的要旨融入其中，提出防治措施，对于"无疾之先"的防病，以及"有疾之后"的"亡羊补牢"，皆有裨益。

一、高血压

高血压是最常见的心血管疾病，常引起心、脑、肾并发症，是脑卒中和冠心病的主要危险因素。

血压是血管中血流对血管壁的侧压，心脏收缩时的血压为收缩压，心脏舒张时的血压为舒张压。血压与血容量、心肌收缩力及血管紧张度有关。正常情况下，血压的高低主要靠主动脉窦的压力感受器调整，以维持血压正常。血压过高过低都对健康不利，当血压过高时，心脏收缩时阻力大，久之可导致左心室肌肥厚，甚至心力衰竭；过高的血压加速动脉硬化，引起脑出血。而过低的血压使全身各脏器供血不足，易引发大脑的缺血。收缩压减去舒张压的数值称为脉压，正常为 30～40 毫米汞柱，脉压过小可见于心功能不全等。脉压增大除了可见于主动脉瓣关闭不全等病症外，老年人由于血管胶原纤维增生，逐渐取代平滑肌和弹力纤维，血管壁弹性减小，心脏收缩时收缩压增大，舒张时舒张压减小，脉压亦增大。

1. 血压的标准

国际高血压联盟及中国卫生部制定的标准如下表所示：

	收缩压(mmHg)	舒张压(mmHg)
正常血压	120～129	80～84
临界高值	130～139	85～89
1 级高血压(轻度)	140～159	90～99
2 级高血压(中度)	160～179	100～109
3 级高血压(重度)	≥180	≥110

2. 引起高血压的原因

（1）家族性。与遗传基因有关。

（2）精神压力大。紧张、焦虑、激动、烦躁、恼怒可使交感神经兴奋性升高,使全身小动脉收缩,致血压升高。

（3）钠过多。血液中含钠量高,可使血容量增多,致血压升高。血中钠过多,可使小血管平滑肌对去甲肾上腺素收缩血管的反应性增强。

（4）肥胖。肥胖者易患高血压的原因是:肾内脂肪堆积,造成尿路不畅,而致血容量增多。肥胖者易发生动脉硬化,致小血管腔狭窄,血液黏稠度增加,使血流阻力加大,而且肥胖者交感神经系统容易处于兴奋状态,因而易患高血压。

（5）年龄。随着年龄增长,主动脉窦中的压力感受器的敏感性下降。

（6）吸烟及酗酒。香烟中的尼古丁收缩血管,使血压升高;过量饮酒,会使人处于亢奋狂躁状态,致血压升高。

（7）某些疾病。如肾脏疾病、内分泌疾病等,也可导致血压升高。

3. 如何防治高血压

（1）清心寡欲、少思少念,可降低交感神经兴奋性,舒张血管,使血压下降。加强自身修养,提高对不良刺激的心理承受能力,保持情绪稳定和良好的精神状态。

(2)低盐饮食,可减少血容量,使血压下降。每日食盐以小于5克为宜。

(3)进食量不多不少,少吃肥肉及动物脂肪,多吃一些有利尿作用的冬瓜、芹菜、西瓜等蔬菜水果。

(4)戒烟、限酒。烟草中的尼古丁会引起小血管收缩,酒精中的乙醇可兴奋大脑,使血压升高。

(5)适度运动,可以消耗热量,并能消除焦虑,使心情愉悦。多在户外活动,阳光中的紫外线可促使皮肤细胞释放一氧化氮,有助于舒缓血管降低血压。

(6)温热水沐浴及泡足,可扩张皮肤血管,有助于降低血压。

(7)早晨是血压的"高峰"期,起床前应神静、体松、深长呼吸片刻。古人云:"平明欲起时,下床先左脚,一日无灾殃,去邪兼避恶","再三防夜醉,第一戒晨嗔"。

(8)松静功。可选坐位或卧位,闭目、清心,呼吸均匀自然,意守脐下区域(下丹田),每次 10~30 分钟,每天 2~3 次。古人教导:"行也禅,坐也禅,语默动静体安然。""禅"意为宁静安详,淡定自若。这句话的意思是:不论处于何种状态,都要神静体松,话少一点(语多伤气),日常所有活动都融入静,心身就自然安然无恙了。神静体松可使交感神经兴奋性下降,血管舒张,过高的血压也可随之下降。

(9)音乐疗法。经常听一些高雅、轻松、欢快的乐曲,可减轻精神压力,平稳情绪。若能自己放声歌唱,则既可排解心中不悦,又能享受唱歌的乐趣。音乐可促使机体产生一氧化氮,有助于舒缓血管降低血压。

(10) 中国传统养生学认为,常常默念"嘘"字可以止怒,默念"呵"、"嘻"二字可以去烦。

(11) 药物。①利尿药:双氢氯噻嗪等,减少血容量。②β受体阻滞剂:阿替洛尔、美托洛尔等,减弱心肌收缩力,减少心脏射出血量。③血管紧张素转换酶抑制剂:卡托普利、贝那普利、培哚普利等,扩张血管。④钙通道阻滞剂:硝苯地平、尼群地平、氨氯地平等,扩张血管。⑤中药:萝布麻、夏枯草、菊花、钩藤等。

二、动脉粥样硬化

动脉粥样硬化,指动脉血管内膜有粥样斑块沉积,动脉壁变硬。沉积物主要为胆固醇、胆固醇酯和血小板。沉积物使动脉腔变窄,动脉壁弹性降低,舒张功能下降,使血压升高(见图4)。当血压过高时,变硬的血管很容易破裂,引发脑出血等症。动脉内膜有粥样斑块沉积,血流不畅,可导致心肌缺血(冠心病)及脑缺血(脑功能下降、痴呆等)。粥样斑块脱落时,可引起心肌梗塞、脑梗塞等。

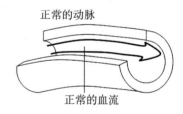

正常的动脉

正常的血流

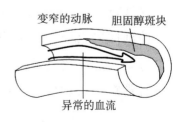

变窄的动脉　　胆固醇斑块

异常的血流

图4　正常与变窄的动脉血流模式图

动脉粥样硬化的形成,主要是由于高血脂症,其中高密度脂蛋白胆固醇(好胆固醇)可抑制动脉硬化形成,低密度脂蛋白胆固醇(坏胆固醇)是形成动脉硬化的主要因素,而甘油三酯的作用是使好胆固醇减少,使坏胆固醇增加。随年龄增长,动脉粥样硬化逐渐发展,但通过节食、运动、减肥,动脉硬化可趋于好转:

(1) 食物以谷物为主,辅以牛奶、鸡蛋、豆类。多食鱼,少食动物脂肪及肥肉。

(2) 节食。进餐以不饥不饱为宜,晚餐尤宜少食。

(3) 多食蔬菜水果及坚果。实验证实,大蒜、空心菜、韭菜、茄子、山楂、香菇、木耳、菊花,均有一定的降低血清胆固醇的作用。常吃花生、核桃、栗子、松子、瓜子、莲子等坚果,也可预防动脉硬化。美国加利福尼亚食品研究人员曾对 3.4 万人的食谱及其中患心脏冠状动脉疾病的人进行了 6 年的调查研究,发现常吃坚果能预防心脏病,吃坚果的次数越多,得心脏病的可能性越小。研究发现,坚果中能有效预防心脏病的物质是脂肪酸和磷脂。坚果类食物虽然脂肪含量高,但 $50\%\sim80\%$ 为不饱和脂肪酸,必需营养脂肪酸含量极为丰富,这对降低饱和脂肪酸和胆固醇的摄取是十分可贵的,因此冠心病人、高血压病人及由于动脉粥样硬化引起的血管病变病人,可由此获得人体必需的营养脂肪酸。坚果类食物含有磷脂,尤其有丰富的卵磷脂,它能帮助脂肪分解,促进胆固醇的转运和利用,并可溶解血管中沉积的动脉硬化斑块,有清洗血管、增加血管弹性之效。

(4) 饮茶。常饮绿茶,可降低血中胆固醇。

(5) 戒烟、限酒。吸烟可使好胆固醇降低,会促使动脉硬化形成,医学报告表明,无论是脑出血、脑梗塞或蛛网膜下腔出血,无论是男性还是女性,吸烟者发病率均高。饮少量低浓度酒对防治动脉硬化有益。

(6) 运动。运动可消耗体内过多的脂肪,降低血脂。

(7) 控制高血压。血压高时,血液流速加快,对血管壁的冲击力增大,可造成血管壁损伤,易使胆固醇沉积形成斑块。

(8) 松静功。周身放松、入静,每日 1～2 次,每次 10～30 分钟,可促进体内正常脂肪代谢功能,对防治动脉粥样硬化有益。

(9) 药物。①降血脂药:辛伐他汀、普伐他汀、菲诺贝特、苯扎贝特等。②抗血小板聚集药:阿司匹林等。③中药:何首乌、山楂、虎杖、决明子等。

三、冠状动脉粥样硬化性心脏病(冠心病)

中西方传统文化都认为"心"具有思维和感情色彩,是喜、怒、哀、乐的汇源之地。中医云:"心者,五脏六腑之大主也,精神之所舍也","心藏神"。《圣经》里也说:"喜乐的心","心中喜乐","心中忧愁"。我们常说的"良心""善心""爱心""雄心"等词汇,都与"心"有关联。当听到本国国歌时,人们常将右手掌置于心脏所在部位,以示自己对祖国的忠心。痛苦难过的时候,人常说"伤心"。美国心脏协会的研究人员发现,心脏组织中有 4 万多个神经细胞,或许可让心脏具备直觉性指引能力。我们通常认为心脏只是个泵,它是否具有思考能力,是值得研究的问题。美国亚利桑那大学心理学教授施瓦茨(Gary Schwartz)的研究小组记录了 70 多例心脏移植手术后,发现心脏受赠者出现捐赠者的部分人格特质,譬如有的受赠者换心后很自然地认识捐赠者的遗孀,有的被赋予捐赠者的绘画天分等。1988 年 5 月,美国耶鲁大学附属医院为戏剧教师西尔文做了心脏移植手术,5 个星期后出院,奇怪的事情发生了,有记者问:"手术后现在你最想得到什么?"她立即回答:"想要一杯啤酒。"她开车直奔肯德基炸鸡店,而手术前她是从不光顾炸鸡快餐店的。她现在注视妇女,好像自己是男人一样。她本来喜欢红色,但现在却喜欢绿色和蓝色。后来她得知,她得到的心脏是一位 18 岁因车祸去世的男青年捐赠的,该青年喜欢喝啤酒,爱吃炸鸡块,喜欢的颜色就是绿色和蓝色。国外有一份调查称,接受心脏移植的患者中,发现有 34 个人有性格转移的迹象和体验。心脏与人的精神活动如何关联有待进一步探究,目前可以肯定的是,在全身各脏器中,心脏受情绪的影响最为明显。当情绪激动或受到惊吓时,心跳加快;当情绪抑郁时,心前区不适。精神创伤、情绪波动都会诱发心律失常。其实,所有心脏病的发生发展及演变均与情绪变化密切相关。

　　冠心病是冠状动脉粥样硬化心脏病的简称。为了保证心脏的正常功能,首先要保障心脏本身的血液供应,冠状动脉即担此重任。冠状动脉是分布于心脏的动脉血管,好像一顶帽子扣在心脏上,故称冠状动脉(见图 5)。冠状动脉从主动脉起始部分别发出左右两支,右冠状动脉主要分布于右心房、右心室和室间隔后部,也延伸到左心室一部分。左冠状动脉又分为回旋支和前降支,分别分布于左心房、左心室及室间隔前部并延伸到右心室前面。冠状动脉的生理功能是输送血液到心脏,给心肌供给氧气和营养物质。心脏重量约 300

克,只占体重的约 0.5%,而通过冠状动脉供给心脏的血流量占心脏向全身输出血流总量的 4%～5%。

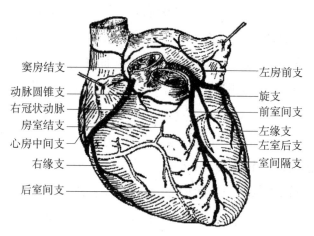

窦房结支
动脉圆锥支
右冠状动脉
房室结支
心房中间支
右缘支
后室间支
左房前支
旋支
前室间支
左缘支
左室后支
室间隔支

图5　心脏冠状动脉模式图(引自《人体解剖学》)

冠状动脉的通畅,是维持心脏正常运转的关键。当冠状动脉发生粥样硬化,管腔变狭窄,血流不畅,心肌供血不足,则导致心脏功能下降,称冠心病。

冠状动脉的小分支插入心肌组织中,其血流受心脏搏动的影响较大。心脏收缩时,冠状血管受挤压,血流阻力增大,血流量减少;心脏舒张时,阻力减小,血流量增多,因此心脏的血流灌注在舒张期占重要地位,即冠状动脉血流量的多少主要取决于舒张期血压的高低和心脏舒张期的长短。如果舒张期血压过低,或心动过速致舒张期过短,都可使冠状动脉血流量减少,从而影响心脏的功能。为了满足全身血液供应,心跳要保持一定的频率。长久的心跳过快,容易引起心肌缺血;而心跳过慢则可导致全身脏器缺血,以因脑缺血而晕厥者最多见。所以心率以不快不慢为最佳,安静时心率维持在每分钟65次左右为宜。

1. 冠心病的主要发病因素

（1）年龄。血管壁结构随着年龄增长而变化,粥样硬化斑块逐渐增多,冠心病发病率也随着年龄而增加。

（2）性别。由于雌激素具有抗动脉粥样硬化的作用,冠心病的男女发病率比例约为2∶1。女性在绝经后发病率迅速增加。

（3）家族史。有冠心病、高血压、糖尿病、高血脂症家族史者冠心病发病率高。

（4）性格因素。A型性格的人争强好胜、急躁易怒、生活节奏快,易使交感神经兴奋,周围血管痉挛,使血压升高,促使动脉硬化形成。

（5）吸烟、酗酒。吸烟是各种心脏病的危险因子。烟草中的尼古丁、一氧化碳可收缩小动脉,导致心脏冠状动脉及其微血管痉挛,加重心肌缺血,因此吸烟者冠心病的发病率比不吸烟者高2～3倍。长期大量饮高浓度酒,可导致酒精性心肌病。

（6）高血压。血流对动脉管壁压力大,流速快,均可损伤血管壁,酯类物质易于沉积。

（7）高血脂症。

（8）糖尿病。糖尿病引起微血管病变,并引起冠状动脉等大、中动脉粥样硬化。糖尿病人群中冠心病的患病率较非糖尿病患者高2～3倍。冠心病也是糖尿病人死亡的重要原因。

（9）肥胖。肥胖是引起高血压、糖尿病、高血脂症的重要因素,而肥胖本身也增加心脏负担。

2. 冠心病的表现

冠心病的早期表现为体力下降,劳动或运动后感觉气短、脉搏增快。冠心病再重一点的表现为:由于劳动或运动时心肌负担加重,情绪激动时心肌血管痉挛,而出现心绞痛,典型表现为前胸压榨性疼痛,可向左肩、左臂、咽喉部放射,发作时间为 1～5 分钟左右。冠心病最重的表现为心肌梗塞,是由于心肌上某条冠状动脉分支完全被堵塞而引起所供应的局部心肌的坏死,其典型表现为胸痛更剧烈,且持续时间长,由于心肌收缩无力而导致血压下降、手足冰冷,乃至心源性休克,并可引发严重心律失常如心室纤颤而猝死。

3. 冠心病的防治

冠心病的防治,主要是防治动脉粥样硬化。若已经患了冠心病,怎么办?

（1）保持松静的心态,清心寡欲,情绪平稳,日常生活中勿操劳过度。

（2）饮食要清淡,每餐以八成饱为宜。吃得太多,使胃体积增大,隔肌抬高,不利于心脏收缩舒张。若进食脂肪过多,会使血脂增高,血液黏稠度增加,不利于血液的流动,容易形成血栓。此外,脂肪性食物还会减慢肠蠕动,导致便秘,而用力排便时会加重心脏负担,这往往是导致心肌梗塞者死亡的重要原因之一。为了防治便秘,应多食富含膳食纤维的食物,如全麦面、燕麦、玉米、土豆、红薯、杂粮以及蔬菜水果,还应适量饮水。常饮绿茶对预防冠心病有效。

（3）戒烟限酒。

（4）运动。适度运动可以减肥，使心情愉悦，有益于保护心脏功能。运动时可产生一氧化氮，而一氧化氮可扩张血管，增加冠状动脉血流量，改善心肌供血，并能抑制血栓形成，减少坏胆固醇（即低密度脂蛋白胆固醇）在血管的堆积，防治冠心病。但过量运动会加重心脏负担，已患冠心病者更不宜剧烈运动，老年人以步行、太极拳等运动为宜。医学研究证实，常步行可以逆转冠状动脉硬化，减轻冠心病的症状。

（5）常听音乐。美国一项研究发现，经常听自己喜欢的音乐，也能增加血液中一氧化氮的水平，同样能起到防治心血管疾病的作用。

（6）常做松静功和保健功。可降低交感神经兴奋性，减慢心率，使全身小动脉扩张，降低心脏排血阻力，从而减轻心肌负担。

（7）睡眠。睡眠使大脑得以休息，肢体处于自然松弛状态，交感神经兴奋性降低，血压下降，心脏负担减轻。每晚睡眠不宜少于 8 小时，中午也要小睡半小时到 1 小时。

（8）要熟悉冠心病发作的时间节律。临床统计资料表明，冠心病发作的危险时刻在早晨与上午。世界卫生组织的研究显示，28％的心肌梗塞发生在上午 6～12 时。美国学者发现早晨 8 点是心肌梗塞死亡高峰期，这是由于早晨起床后交感神经兴奋性迅速增高，引起血压上升，心脏负担加重。因而冠心病患者早晨醒后不要立即下床，可做深长呼吸使交感神经兴奋性有所下降；按摩躯干及四肢的皮肤使小血管扩张，也可使血压有所下降。上午是冠心病发作的高峰期，更应保持情绪平稳,中医告诫:"第一戒晨嗔。""嗔"的意思是不满、生气、发怒。晨起后发怒最危险,中西医的看法完全一致。

(9)药物。①控制动脉硬化药(见前节)。②扩血管药:硝酸甘油等。③β受体阻滞剂:阿替洛尔、美托洛尔等。④抗血小板聚集药:阿司匹林等。⑤中药:丹参,红花、川芎等。

(10)手术。如果冠状动脉狭窄严重,可考虑安放支架或做搭桥手术。

四、慢性心功能不全

心脏是运输血液的动力器官,其功能就是推动血液流动,向全身各器官组织供应充足的血流量,提供氧和各种营养物质,并带走二氧化碳、尿素等代谢产物,使细胞维持正常的生理功能,保证机体各系统有效运转。中医认为"心主血脉",它的作用是"裹血液而使之周流全身,循环不息。"这与现代医学所描述的心脏功能相符。

人的心脏有四个腔,上面两个心房,下面两个心室,左右两侧互不相通,左右心房心室之间各有可开闭的二尖瓣和三尖瓣,使血流只能由心房流入心室,而不能返流(见图6)。心脏犹如一个血液泵,随着心脏有节奏地舒张收缩,含有二氧化碳的上下腔静脉血回流入右心房,经三尖瓣流入右心室,再由右心室输送到肺部进行气体交换;二氧化碳从肺呼出,血流中的红细胞与肺吸入的氧气结合,然后回流入左心房,经二尖瓣流入左心室,左心室则将这些由肺部回来的高含氧血经过主动脉输送到全身各器官组织,满足机体进行正常的生理活动。

心脏每分钟搏动约 70 次，每次搏动输出约 70 毫升血液，一分钟就有约 5000 毫升血液流向全身。

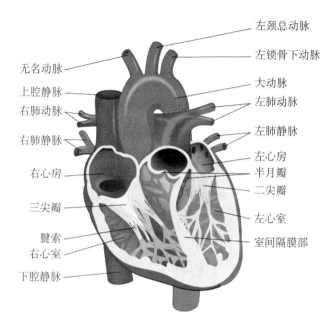

图6 心脏结构模式图（引自维基百科. 原图作者：ZooFari, text by Hazmat 2, CC BY‐SA 3.0）

当各种心脏疾病发展到比较严重的阶段，随着心肌收缩功能的减弱，输送血液的能力不断下降，不能满足机体组织细胞代谢的需要，就出现人体活动能力下降的一系列表现，发生发展比较缓慢的就称为慢性心功能不全或慢性心力衰竭。

1. 慢性心功能不全的病因

常见的有冠心病、高血压性心脏病、肺源性心脏病、心肌病、先天性心脏病、风湿性心脏病等。

常见的诱发因素有：

（1）感染，以呼吸道感染最为常见。

（2）过度劳累。

（3）心律失常，特别是快速性心律失常。

（4）钠盐摄入过多，输液过多过快。

（5）情绪激动，精神压力过大。

2. 慢性心功能不全的临床表现

（1）右心功能不全的临床表现。当右心功能不全时，右心室的血不能全部被射入肺动脉，使上下腔静脉回流不畅，导致体循环淤血。表现为颈静脉怒张、肝脏肿大、下肢水肿，尤以踝部最为明显，严重者可出现全身水肿及腹水。

（2）左心功能不全的临床表现。①呼吸困难。当左心功能不全时，左心室的血不能全部射向主动脉，使肺部血液不能顺利回流到左心室，导致肺淤血甚至肺水肿，出现劳力性呼吸困难。早期在一般体力活动如登楼、上坡、快走时感到心跳加快，呼吸急促，胸闷气喘。逐渐发展到轻度体力活动亦不能完成，力不从心，稍一活动即感疲倦无力，心慌气短。进一步发展则在休息状态下仍感气急，不能平卧，须高枕半卧才能入睡。有时夜间熟睡后，突感胸闷气急而被迫坐起，端坐呼吸。②咳嗽，咯痰。慢性心功能不全者咳嗽与常见的支气管感染咳嗽不同，其咳嗽大多出现在夜间平卧后，坐起则减轻，一般咯白色泡沫痰而非浓痰。通常服用消炎止咳药效果不佳。

3. 心功能分级

一级：体力活动不受限制，日常活动不引起心功能不全表现。

二级：体力活动轻度受限制，一般活动可引起乏力、心慌和呼吸困难等症状。

三级：体力活动明显受限制，轻度活动即引起上述症状。

四级：体力活动重度受限制，病人不能从事任何体力活动，即使在休息状态下亦有症状。

4. 慢性心功能不全的防治

（1）预防和治疗原有的心血管疾病。

（2）平稳情绪，少思少虑。大脑是人体生命活动的司令部，全身各器官组织的生理活动均在大脑的指挥下协调运转。大脑的重量约 1400 克，只占人体重量的 2％，但却要使用人体 15％的血流量，消耗 20％的能量和 25％的氧气。当精神紧张、思虑过度、悲伤激愤、焦虑急躁等情绪波动时，大脑所需要的血液供给、消耗的能量和氧气不亚于体力活动时的心脏负担。同时，大脑频繁活动时，多伴有骨骼肌紧张，压迫肌肉中的小血管，使其管腔狭窄，阻力加大，均可增加心脏负担。因此心境宜平，情绪宜稳。

（3）适度运动。适度运动有助于静脉回流，防止静脉血栓形成。运动时所产生的一氧化氮可松弛血管。运动还可使心情愉悦。已有心功能不全症状者，运动一定要量力而行，根据自己的身体状况，选择适宜的项目，动作宜缓、柔、松，以周身舒适不感疲倦为宜。还可做一些不负重运动，如坐（或卧）位四肢伸展运动等。此外，每天可做松静功数次。

（4）限盐。钠离子进入血液后，血浆渗透压升高，周围组织水分被吸入血管，使血容量增加，回心血量亦随之增多，加重心脏负担。因此，每日食盐量应低于 3 克（1 克食盐（氯化钠)含 393 毫克钠)。

（5）饮食宜清淡。少吃高脂肪、高糖的食物，少吃辛辣刺激性食物。多吃易消化富含膳食纤维的食物，利于通便。多吃富含钾镁的新鲜蔬菜水果。冬瓜、西瓜有利尿作用，可优选。每餐七八分饱，因饱餐后胃肠充盈使横隔上升，会加重呼吸困难。

（6）饮水量不宜过多。以保持每日尿量 1000～1500 毫升为宜，但尿量绝不能少于 500 毫升。少量多次饮用温热水为佳。

（7）重症心功不全患者，可选用半坐卧位，必要时，须两腿下垂，以减少回心血量。

（8）起居有常，作息有序，保证充足睡眠。注意保暖，避免受凉，保持室内空气流通，预防呼吸道感染。

（9）药物。①利尿药：如双氢克尿塞、氨苯喋啶等，减少血容量，使回心血量减少。②扩血管药：如肼苯哒嗪、巯钾丙脯酸、硝酸甘油等，减轻心肌射血时的血管阻力。③强心药：如洋地黄、地高辛、西地兰等，加强心肌收缩力，必要时选用。

五、慢性支气管炎

呼吸系统由鼻腔、气管、支气管、细支气管和肺泡组成（见图 7），它的主要功能是进行气体交换，吸入氧气，呼出二氧化碳。呼吸系统疾病将导致氧气吸入不足，全身脏器缺氧，若二氧化碳不能完全呼出体外，大量在体内潴留则会引起酸中毒。中医云："肺主气"，"肺气之衰旺关乎寿命之长短"。

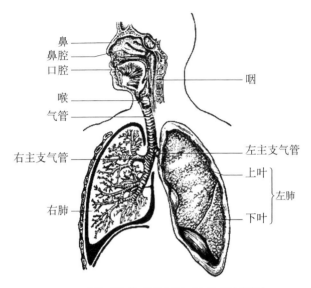

图7　呼吸系统模式图(引自《人体解剖学》)

　　人体的呼吸道由鼻腔直接与外界相通。空气中的灰尘、烟雾、细菌、病毒及其他化学物质,随时可被吸入肺内。而外鼻孔里面衬以皮肤,生有鼻毛,它可以阻挡空气中的灰尘被吸入鼻腔。支气管黏膜上覆盖着纤毛,这些纤毛不断向上摆动,好像划船用的桨一样,将粘着的灰尘颗粒或细菌随黏液一起运送到咽腔,经咳嗽反射排出。但若吸入的空气温度过低(低于28℃)或吸入有害气体(如二氧化硫)均能抑制纤毛运动,甚至引起细胞坏死、纤毛脱落,影响它们对气管的清洁、防御功能。老年人全身免疫功能下降,支气管黏膜清除有害物质的能力降低,受凉、休息欠佳时容易招致病毒和细菌感染。支气管黏膜长期反复的炎症改变,导致肺组织中毛细血管内膜也发生炎症改变,使血管腔变窄,心脏右心室向肺输送血液时阻力增大,久而久之,右心室肥大,甚至右心室衰竭,这就被称为肺源性心脏病,即肺心病。

　　支气管及细支气管黏膜的炎症改变、充血、水肿,以及痰液堵塞,导致呼吸不畅,气体不能被顺利呼出,肺泡中残留气体逐渐堆积,形成肺气肿,表现为桶状胸,呼吸表浅。此外,由于呼吸不畅,进入机体的氧气减少,造成脑缺氧,影响大脑功能,严重者出现烦躁、意识不清甚至昏迷,这就是肺性脑病。

　　慢性支气管炎在老年人中很常见,怎样防治呢?

　　(1)戒烟,并避开"二手烟"。动物实验显示,动物吸入烟雾后,支气管痉挛,黏膜充血、水肿,分泌物增多,支气管黏膜上的纤毛向上运动清除有害物质的能力受限。吸烟还可诱发田鼠和狗的肺癌。医学统计表明,慢性支气管炎患者大多有吸烟史,肺癌患者80%都有吸烟史。美国哈佛大学公共卫生学院一位博士研究200多名妇女的肺组织发现,自己虽不吸烟但嫁给吸烟丈夫的妇女,更容易发生肺癌以及其他肺病变。有些香烟中还加有工业用色素及香料,对身体危害更大。

　　(2)避免接触工业废气、汽车尾气、烹饪时产生的油烟、不合格的装修材料。这些装修材料中含有苯、甲醛等有毒物质,故有人形象地比喻装修过分的房屋为"毒气室"。还应避免在雾霾中活动,因为雾霾中含有很多有害物质的悬浮颗粒。

　　(3)适当多饮水。对着茶杯吸入热气,可以湿化呼吸道,稀释痰液,利于咯出痰液。

　　(4)低盐饮食,可降低呼吸道的敏感性,减轻喘息症状,这与中医所说的"多咸食则气短"是一致的。

　　(5)保持鼻腔及口咽腔的清洁。接触灰尘或污染物之后,须冲洗鼻孔,用淡盐水漱口,并且头向后仰漱洗咽腔。"勿去鼻中毛,常习不唾地。"即要爱惜鼻毛和唾液。

（6）胸背部保暖,可使支气管及肺组织毛细血管扩张,得到充分的营养及免疫物质,有利于防治感染,并能减轻心脏右心室的负担。胸背部保暖对同样位于胸腔的心脏也有益。古人告诫"勿令背寒""背宜常暖""胸宜常护""勿眠中见肩",这些与现代医学的认识完全一致。

（7）按摩胸背部。用温热毛巾擦搓胸背部,用手掌轻轻拍打胸背,均可促使痰液咯出,改善肺部血液循环。

（8）呼吸操。早晨起床时有意咳嗽数声,使痰液咯出,也有利于肺泡的舒张。深吸气长呼气或进行腹式呼吸数分钟,并默念"嘶"字,有助于维护正常肺功能。

（9）情绪平稳,心态平和,可增进机体免疫功能,对维护呼吸系统的健康有益。

（10）药物。①抗生素:青霉素、磺胺、阿莫西林、克拉霉素等。②祛痰药:氯化铵等。③止喘药:氨茶碱等。④中药:清热药多具有抗病毒、抗细菌作用,如板蓝根、黄连、黄芩、黄柏等;祛痰药如竹沥、枇杷、贝母、甘草等。

六、慢性胃炎

消化系统由口腔、食道、胃、十二指肠、小肠、结肠、直肠、肛门以及肝脏、胆囊、胰腺等共同组成(见图8),主管食物的消化吸收。食物进入口腔后,经咀嚼被切碎磨细,同时由舌搅拌使之与唾液混合形成食团进入胃。胃黏膜主要分泌盐酸、胃蛋白酶,把进入胃的食物进行初步消化。胃黏膜分泌的黏液,能润滑食物,保护胃黏膜。胃黏膜还分泌"内因子",它与维生

素 B_{12} 结合，并促进其吸收。若胃黏膜萎缩，"内因子"减少，可引起巨细胞性贫血。胃有节律地、小量多次地将食糜缓慢送入十二指肠再到小肠，经小肠进一步消化吸收后，其残渣被推入结肠，最后形成粪便经直肠从肛门排出。

中医认为，脾胃为后天之本、气血生化之源。所以维护肠胃的正常功能对身体健康至关重要。胃的蠕动及胃液分泌均受大脑支配。中医称："胃者水谷之海"，"胃主腐熟水谷"。日本研究中医的学者认为，胃

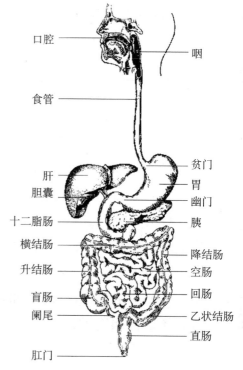

图8 消化系统模式图(引自《人体解剖学》)

好像体内的锅，肾相当于炉灶里的火。因而治疗胃的疾患时，同时滋补肾，则疗效更佳。中医里肾的含义除指肾脏外，还包含精神、神经系统。

1. 慢性胃炎的病因

（1）幽门螺杆菌感染。研究证明这是引起慢性胃炎的主要原因。这种细菌随不洁食物进入胃并生长繁殖。世界卫生组织确认，慢性胃炎、胃溃疡、胃癌及胃黏膜相关性淋巴瘤这四种病均与幽门螺杆菌感染密切相关，慢性胃炎的幽门螺杆菌感染率几乎达到90％。

（2）胃黏膜受损。经常食入冰冷饮食，会使胃黏膜的血管

收缩,致使胃黏膜缺乏营养。过热的饮食可直接损伤胃黏膜。粗糙及刺激性的食物、浓茶、烈酒、浓咖啡等,都会损伤胃黏膜。此外,某些药物也会对胃黏膜造成损伤。

（3）十二指肠液反流。十二指肠液中的胆汁等成分可损伤胃黏膜。吸烟不仅会影响胃黏膜的血液循环,还可使胃幽门括约肌松弛,导致十二指肠液反流。

（4）机体免疫功能缺陷,也可引起慢性胃炎,这已得到初步证实。

2. 如何防治慢性胃炎

（1）食物及餐具要清洁卫生,以防止感染幽门螺杆菌。这种病菌主要通过"口口相传",选择分餐制是防止感染的方法之一。

（2）饮食勿过冷过热,以温热为宜,"热不可灼唇,冷不可冻齿"。少饮浓茶、咖啡,少吃刺激性食物。

（3）食量不宜过饱,要细嚼慢咽,少吃干硬粗糙的食物。

（4）戒烟、限酒。若要饮酒,在饮酒前后可饮水少许,以稀释酒的浓度,或先喝些牛奶,可以保护胃黏膜。

（5）五味调和,味宜清淡。勿过酸、过辣、过甜,少吃盐,尤其要少吃腌制食品,因为过量的盐会损伤胃黏膜,引发胃炎甚至胃癌。古人早就告诫:"咸多促人寿,不得偏耽嗜",此处,"促"即使人短寿之意。

（6）咽唾液。唾液中含有淀粉酶、溶菌酶,可促进消化,杀灭细菌,增强消化道黏膜的防御功能,还可把某些致癌物质转化为无害物质。古人云"津宜常咽"("津"即唾液),"咽津"可"润五脏悦肌肤,令人长寿不老"。

（7）按摩。空腹时轻轻按摩腹部，能促使肠胃蠕动，改善血液循环。古人说："腹宜常摩。"此外，常默念"呼"字，也对胃肠消化有益。

（8）精神愉悦，情绪平稳，可增进胃肠功能，而焦虑、忧伤会使食欲减退、胃胀不适甚至疼痛。实验证明，当人情绪愉快时，胃黏膜血管充盈，胃液分泌增多，消化功能增强；当人悲伤、沮丧、自责时，胃黏膜苍白，胃液分泌减少，消化功能减退，这与中医讲的"忧思过度伤脾胃"完全一致。

（9）药物。①抗菌药：阿莫西林、克拉霉素等。②抑制胃酸分泌药：奥美拉唑、埃索美拉唑等。③保护胃黏膜药：胶体铋、硫糖铝等。④防止胆汁反流药：多潘立酮、莫沙必利、胃复安等。⑤中药：参苓白术散、平胃散等。

七、慢性肝炎

1. 肝脏的主要功能

肝脏是维持生命的重要器官，是人体内物质代谢的枢纽，人们称肝脏为人体的"化学工厂"，其主要功能有：

（1）制造胆汁。胆汁中的胆盐帮助脂肪的消化与吸收，胆汁还可促进脂溶性维生素（维生素 A、D、E、K）的吸收。

（2）糖代谢。肝脏能使葡萄糖转变成肝糖元而贮存，当身体需要时即分解为葡萄糖，提供能量。

（3）蛋白质代谢。血浆中全部白蛋白、凝血酶元和一些凝血因子、纤维蛋白元及部分球蛋白均由肝脏合成，肝脏还可将氨转变为尿素由肾排出。

（4）脂肪代谢。肝脏参与水解脂肪，合成脂肪酸及胆固醇等。

（5）解毒功能。肝脏具有将外来有毒物质进行分解转化的解毒功能。

2. 慢性肝炎的病因

主要为乙型肝炎病毒（HBV）、非甲非乙型肝炎病毒（HNANBV），急性肝炎迁延不愈超过半年者，一般都视为慢性肝炎。此外，长期饮酒也可导致慢性肝炎。

3. 慢性肝炎的主要临床表现

全身不适，乏力，食欲减退，消化不良，体重减轻；面部由于色素沉着而呈黝黑色；肝脏肿大，肝区有压痛及叩击痛。因病程迁延不愈，肝功能进一步减退，可逐渐向肝硬化发展。由于肝脏合成白蛋白减少，导致低蛋白血症。雌激素主要为女性卵巢所分泌，而无论男女的肾上腺皮质亦分泌少量雌激素。由于肝脏分解雌激素功能减退，导致体内雌激素增多，可出现蜘蛛痣、肝掌、男性乳房发育等。由于肝脏制造凝血酶元及凝血因子减少，导致牙龈出血、皮肤淤斑等。当肝功能严重损害时，不能将氨转化为尿素由肾脏排出，由于血氨浓度过高等因素而引起肝性昏迷。

4. 如何预防慢性肝炎

（1）首先要避免感染乙型肝炎病毒，注意饮食卫生，注射器械严格消毒。

（2）多吃新鲜蔬菜水果，以摄取天然维生素，对肝脏有保护作用。

（3）不饮或少饮酒。喝入的酒精90%以上都通过肝脏代谢，饮酒过量最受伤害的就是肝脏。

（4）减轻肝脏负担。少吃脂肪类食物。尽量少服药物,因为所有的药物都必须经过肝脏转化,增加肝脏负担,尤其不要服用损害肝脏的药物。

（5）心态要安详和畅,切忌发怒,保证充足睡眠。

（6）每天做松静功和保健功数次,以增强全身免疫功能。

八、急性胰腺炎

胰腺位于上腹部胃的后方,分为胰头、胰体、胰尾三部分。胰腺分泌胰淀粉酶、胰蛋白酶和胰脂肪酶,分别消化分解淀粉、蛋白和脂肪,是人体重要的消化器官。胰管进入十二指肠前与胆总管会合形成"瓦特(Vater)氏壶腹"(即"共同通道"),开口于十二指肠乳头,开口的周围有"奥狄(Oddi)氏括约肌"。胰腺内胰岛的 β 细胞分泌胰岛素,直接进入血液循环,其作用是将葡萄糖转化为糖元,是体内唯一可降低血糖的内分泌素。

1. 急性胰腺炎的病因

（1）胆道疾病。约 50％急性胰腺炎由胆道结石、胆道炎症或胆道蛔虫引起,尤其以胆结石最为常见,由以上原因造成胆道梗阻、奥狄氏括约肌痉挛,导致胆汁反流入胰管,引起急性胰腺炎。

（2）暴饮暴食、酗酒,会促使胰液大量分泌,刺激十二指肠乳头致其水肿,并引起奥狄氏括约肌痉挛,使胰液及胆汁不能顺畅排入十二指肠,反流并从胰管溢出至胰腺组织,胰液中的胰蛋白酶引起胰腺自身消化,反流的胆汁激活多种蛋白溶酶,溶解破坏胰腺组织,引发急性胰腺炎。

（3）高脂血症,可导致胰血管脂肪栓塞,胰腺脂肪变性,引起急性胰腺炎。

（4）其他原因如手术（如胆道手术损伤了胰腺）和某些病毒性传染病（如流行性腮腺炎、病毒性肝炎可并发急性胰腺炎）。

2. 急性胰腺炎的症状表现

急性胰腺炎分为水肿型和出血坏死型，其主要表现为：

（1）剧烈腹痛为本病主要表现，多数在饱餐或酗酒后 1～2 小时突然起病，上腹部疼痛剧烈而持续，并阵发性加剧，有时表现为腰背部疼。

（2）恶心、呕吐、腹胀。

（3）发热。水肿型一般为中度发热，出血坏死型为高热，且持续不退。

（4）休克。见于出血坏死型，患者全身出汗潮湿，四肢末梢冰冷，脉搏快速而弱，血压下降，神志模糊，甚至昏迷。

（5）并发症。出血坏死型在病后数天内可出现急性肾功能衰竭、呼吸衰竭、心力衰竭、脑病等多器官功能衰竭，以及败血症、糖尿病等。

3. 如何防治急性胰腺炎

（1）勿暴饮暴食，尤其少吃高脂肪饮食。

（2）戒酒。

（3）防治胆道疾病、高脂血症及肥胖症。胆结石是引起急性胰腺炎的重要原因，约占发病原因的 50%。胆结石分为胆色素结石、胆固醇性结石、混合性结石三种。据医学统计，城市居民的胆结石以胆固醇结石居多，有学者提出胆固醇结石高发人群的三个 F：Female（女性）、Forty（四十岁）、Fatty（肥胖）。高脂血症及肥胖者，皆属胆固醇结石的高发人群，须减轻体重、降低血脂，以减少胆固醇结石的形成。

（4）若怀疑为急性胰腺炎，应禁食禁饮，因为胃容量增大就会促使胰液分泌增多，加重病情。实际上，凡是腹痛患者，不论是哪种疾病引起，都有必要暂时禁食禁饮。

（5）若怀疑为急性胰腺炎，应急送医院，做血清淀粉酶和尿淀粉酶测定，以明确诊断，及时治疗。

九、肾盂肾炎

泌尿系统由肾脏、输尿管、膀胱及尿道组成（见图9）。人体新陈代谢的产物、药物及进入体内的有毒物质经过肝脏分

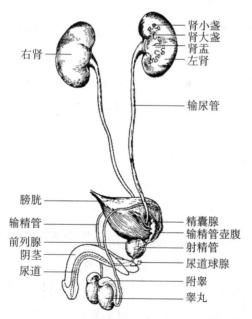

图9　男性泌尿生殖系统模式图（引自《人体解剖学》）

解后的产物,都由泌尿道排出,人们形象地称泌尿系统为人体的"下水道"。肾脏主要由肾小球和肾小管组成。肾小球好像一个滤过器,蛋白质分子因体积较大不易通过,血浆中的其他成份均可滤过生成原尿,一昼夜约 180 升。而肾小管的主要功能是重吸收,原尿中 99％的水分被吸收,因而一昼夜的终尿只有 1～2 升,被重吸收的还有钠、钾、葡萄糖等。肾小管还具有调节酸碱平衡的功能,即酸多时排酸多,碱多时排碱多。通常情况下,只要适量饮水,保持正常尿量,一般不会发生酸碱失衡。肾脏对钠的排泄的特点是多进多排,少进少排,不进不排;而对钾的排泄特点是多进多排,少进少排,不进还排。当肾脏发生病变如慢性肾炎时,肾小球数目减少,滤过的血流量减少,形成的尿液亦减少。患泌尿道结石时,尿路梗阻,排尿不畅,造成尿量减少。这些都可导致代谢产物、毒物分解物不能排出体外,在体内潴留,就会出现全身中毒症状,称为肾功能衰竭,或尿毒症。

　　肾小球旁细胞分泌肾素,作用于血浆中的血管紧张素原,使其转化为血管紧张素,使血压升高。人体从小肠吸收和由皮肤合成的维生素 D_3,在肾脏进一步合成 1,25 −二羟胆钙化醇(1,25$(OH)_2D_3$),其活性比 D_3 大 5～10 倍,促使肾小管对钙、磷和钠的重吸收。肾脏还产生红细胞生成酶,作用于血浆中的红细胞生成原,使其转化为促红细胞生成素,刺激骨髓加速生成并释放红细胞。因此,当炎症波及肾实质组织时,肾小球旁细胞受刺激,肾素分泌增多,因而血压升高;由于肾小球滤过率减低,其原有的功能减退而出现贫血、肾性骨病(容易骨折)等。

　　由于尿道直接向外开放,很容易招致感染。女性因尿道短,老年人因尿道自洁能力差,更容易发生逆行性(即上行性)感染而导致肾盂肾炎。肾盂肾炎以大肠杆菌感染最为多见,约占 60%～70%,小部分是由于体内另有感染灶,细菌通过血液循环到达肾脏而引起。身体具有一种本能的保护机制,以尽快地将入侵尿路系统的细菌排出体外,故而尿频。因细菌对尿路刺激,会出现尿急、尿痛、腰痛等症状。

防治肾盂肾炎,可采取以下措施:

(1)多饮水、勤排尿,是防治泌尿系统感染最简便有效的措施。体内的代谢产物、有毒物质、进入尿路的细菌等都要随尿排出。老年人的口渴中枢敏感性差,所以不能以口渴与否作为是否饮水的信号,应以尿量及尿的颜色为指标,每日尿量应不少于 1500 毫升,尿的颜色以淡黄清亮为宜。还要保持一定的夜尿量,以促使细菌的排出。

(2)保持尿路通畅。要及时治疗可引起尿路不畅的疾病,如尿路结石、前列腺肥大、肿瘤等。

(3)防治糖尿病,增强机体免疫力。糖尿病患者的血糖高,尿糖也高,尿中所含的糖恰好为细菌提供了营养,有利于细菌繁殖。全身免疫功能低下,白细胞吞噬细菌的能力差,是尿路感染的重要原因。

(4)按摩。排尿后按摩脐下区域(膀胱区),按摩腰部(肾区),可以改善膀胱及肾区的血液循环。

(5)松静功和保健功,可增强全身免疫功能。

(6)药物。①抗生素:氧氟沙星、环丙沙星、阿莫西林、头孢呋辛等。②中药:栀子、黄芩、知母、连翘等。

十、糖尿病

血糖过高，肾小球滤液中的葡萄糖超过了肾小管重吸收的能力（称为肾阈），未被吸收的葡萄糖随尿排出，故称"糖尿"，并出现多尿、多饮、多食、体重减少及其他合并症等。

1. 血糖升高的原因

血糖为什么会升高呢？

胰岛素是体内唯一能使血糖降低的激素，它是由胰岛 β 细胞分泌的。当胰岛 β 细胞受损，分泌的胰岛素减少，血糖就升高。若进食过多，胰岛 β 细胞负担加重，当"不堪重负"时，功能就减退，分泌的胰岛素就减少，血糖随之升高。肥胖是引起糖尿病的重要原因，由于肥胖者的脂肪细胞体积大，细胞表面胰岛素受体的密度相对有所减小，使胰岛素的作用减弱，加之细胞表面的胰岛素受体对胰岛素不敏感（称为胰岛素抵抗），使胰岛素不能很好地发挥作用，使血糖升高。为了克服胰岛素抵抗，胰岛就要分泌大量胰岛素，由于胰岛负担过重，最终功能衰竭，胰岛素分泌减少，也使血糖升高。此外，过高的血脂可沉积于胰岛 β 细胞，产生"脂毒性"作用，削弱甚至破坏胰岛 β 细胞分泌胰岛素的功能，使胰岛素分泌减少，导致糖尿病。

随着年龄增长，胰腺功能自然减退，这也是中年以后易患糖尿病的原因之一。引起血糖升高的较为少见的原因是机体其他的内分泌激素分泌太多，如甲状腺机能亢进时甲状腺素分泌增多，肾上腺皮质增生时肾上腺皮质激素分泌增多等，这些激素均可使血糖升高。精神受到刺激，亢奋冲动时，肾上腺素和去甲基肾上腺素增多，也能使血糖升高。另外，当胰腺被细菌或病毒感染，受到损伤时，分泌的胰岛素就减少。糖尿病还有遗传因素，医学统计表明，有糖尿病家族史的人更容易患糖尿病。

血糖的正常值为 3.9～6.4 mmol/L 血浆（70～115 mg/dL）。

糖尿病的诊断标准是：

空腹血糖 ≥ 7.8 mmol/L 血浆（140 mg/dL）

餐后 2 小时血糖 ≥ 11.1 mmol/L 血浆（200 mg/dL）

尿糖阳性是诊断糖尿病的重要线索，但不能作为诊断糖尿病的依据，因为许多其他疾病也可使尿糖呈阳性。老年人常常由于肾小球硬化，肾小球滤液中葡萄糖含量减少，虽然血糖已经很高，但尿糖表现轻微。因此，诊断糖尿病应以血糖测量值为标准。

2. 糖尿病的症状

糖尿病的典型症状是多尿、多饮、多食、体重减少，即"三多一少"，这是为什么呢？

糖尿病患者由于血糖高，肾小球滤液中葡萄糖含量高，超过了肾小管重吸收的能力，未能被吸收的葡萄糖增加了肾小管内的渗透压，水被重吸收的量减少，因而尿量增加，形成多尿。尿量增加导致机体缺水，因而多饮。由于葡萄糖随尿排出，而没有被机体利用，身体的能量来源不足，因而产生饥饿感，所以多食。同样是由于葡萄糖随尿排出，白白被浪费，机体的能量来源只好依靠摄入的蛋白质和脂肪，甚至还需分解机体原有的蛋白质和脂肪，因而人越来越瘦，体重减少。

假如糖尿病仅有"三多一少"的症状,则无非是进食中所含的部分葡萄糖随尿排出,没有被利用,为了补偿这个损失,需要多进食而已。但实际上,糖尿病对机体健康构成严重危害的是它的合并症。

急性合并症:由于葡萄糖不能被利用,机体必须靠分解脂肪来提供能量,脂肪被大量分解时,所产生的酮体及酸性产物在血中堆积,形成酮症酸中毒。若血糖太高,致使血浆渗透压明显增高,脑细胞中的水分被吸入血液中,则导致脑细胞脱水而引起昏迷(高渗性昏迷)。

慢性合并症包括大血管病变、微血管病变、神经病变等。大血管病变,主要表现为主动脉、冠状动脉、脑动脉、肾动脉粥样硬化。微血管病变,主要是由于糖蛋白、酸性黏多糖沉积于微血管内皮细胞下,导致基底膜增厚,微血管狭窄,血流不畅,从而引起糖尿病肾病、视网膜病变、心肌疾病等。神经病变,主要表现为"手套式"手痛、"袜套式"足痛、温觉障碍(末梢神经炎)、植物神经(交感及副交感神经)紊乱,如无汗、少汗或多汗、腹泻、便秘、心动过速、尿失禁、尿潴留、阳痿等。糖尿病还容易合并各种细菌及病毒感染,常见泌尿系统感染及疖、痈等皮肤感染等。有数据显示,与非糖尿病人相比,糖尿病人的冠心病死亡率高 2.5 倍,视网膜病变患病率高 10 倍,成为致盲的主要原因。糖尿病肾病在各种原因所致的尿毒症中占第一位。

3. 如何防治糖尿病

(1)减少食量。米、面主要含碳水化合物,在体内主要转化为葡萄糖。若米、面食入过多,会直接加重胰岛负担。比较合适的米、面每日食量为:轻体力劳动者 300～400 克,重体力劳动者 400～500 克。此外,再喝牛奶 500 克,吃鸡蛋 1 个,这两样食品含糖量低,而且能提供机体不能制造的氨基酸(必需氨基酸)。还可吃适量瘦肉(主要含蛋白质),增加蔬菜的食用量,不仅补充维生素,还填充胃让人有饱胀感,使摄食中枢兴奋性下降,抑制食欲。洋葱含有一种抗糖尿病的化合物,类似常用的口服降糖剂甲磺丁胺,具有刺激胰岛素合成和释放的作用,不论生吃或熟食,都能够降血糖。燕麦富含膳食纤维和高分子碳水化合物,独特的水溶性纤维 β 葡聚糖会延长碳水化合物的消化时间,能持续稳定地提供能量,水溶性膳食纤维在肠内形成黏状物,将食物包裹,减缓小肠对淀粉的消化和吸收,使餐后血糖上升缓慢,对控制餐后血糖急剧上升和预防糖尿病,非常有效。2013 年美国《烹饪之光》杂志刊文指出,研究发现花生可以稳定血糖,使患 Ⅱ 型糖尿病的风险降低 21％。花生会减缓碳水化合物的吸收,如果早上吃点花生,那么你一天的血糖都不会过高。

(2)运动。运动可以减肥,控制体重。运动可促使肌肉摄取和利用葡萄糖,使血糖下降。但运动不宜剧烈,若运动量过大,肾上腺素和去甲基肾上腺素分泌增多,除了会使血压升高,加重心脏负担外,还可使血糖升高。步行、太极拳是适宜的运动。

(3)神静体松。古人云:"欲不可绝",但"欲不可强","欲不可纵"。欲望适当,心态自然就平和了;不过分操劳,就轻松了。静与松均可促使副交感神经兴奋,使胰岛素分泌增多,从而使血糖下降。

美国哈佛大学公共卫生学院经过 16 年的追踪研究发现,体重过重与肥胖是造成糖尿病最重要的危险因子,而每周 5 天,每天 30 分钟的规律运动,搭配低脂高纤的膳食,可以轻松地预防糖尿病。

芬兰糖尿病预防研究组观察 500 多名过胖而且是糖尿病前期的人,从他们改变生活方式,开始减轻体重与加强运动后,这些高风险者罹患糖尿病的风险降低 50％ 以上。

西方医学总结防治糖尿病的经验为:"Eat less. Walk more. Manage stress."即少吃,多走,放松。

(4)药物。①口服降糖药:优降糖、格列本脲、格列齐特、二甲双胍、吡格列酮、阿卡波糖等。②注射胰岛素。

十一、肥胖症

古今中外,对于体胖是否为美,看法不一,但肥胖与许多疾病有关,是医学界共同的观点。美国科学促进协会发出警示:"战争已经停止,现在死在餐桌上的人,比死在枪炮下的人还要多。"肥胖是很多疾病的祸根。加拿大多伦多大学的研究人员对 8 项相关研究进行综合分析后发现,即使没有高血压、糖尿病或其他代谢疾病,与身材苗条的对照组相比,肥胖和超重者在未来 10 年中死亡、心脏病发作或脑卒中的风险仍要高出 24％。意大利撒丁岛和日本冲绳的居民寿命长,精神好,百岁老人中没有一个胖子。肥胖也给日常生活带来诸多不便,如太平洋岛国萨摩亚航空公司根据乘客体重收取票款。

1. 与肥胖有关的疾病

(1)肥胖者易患动脉硬化。肥胖者大多血脂异常,低密度

(有害的)胆固醇增高,在血管壁形成粥样斑块,造成动脉粥样硬化,使血管弹性降低,管腔变窄。同时,高血脂使血液黏稠度增高,血流减慢,供血减少。心脏冠状动脉粥样硬化引发冠心病;脑动脉粥样硬化则易发生脑缺血、脑血栓,若血压过高,因血管弹性差,容易破裂出血导致脑出血。随着体重指数的增高,心脑血管病的危险性亦增大。据统计,肥胖者由于血脂高,导致动脉硬化,因而并发脑血栓和心力衰竭的比正常体重者多一倍,冠心病的发病率多 2~5 倍。

(2)肥胖者易患高血压。动物实验发现,喂高脂食物而致肥胖的动物,其血压可持续性升高。在人群中,肥胖者的高血压患病率,比正常体重者高 2~6 倍。体重越重,患高血压的危险性也越大。通过减肥使体重下降后,血压可有一定程度的下降。

(3)肥胖者易患糖尿病。肥胖者糖尿病发病率比正常体重者多 4 倍。

(4)肥胖者易患脂肪肝。正常肝脏含脂肪量不超过 5%,大量脂肪沉积在肝脏,肝细胞发生脂肪变性就形成脂肪肝。统计资料显示,肥胖人群中脂肪肝的发病率高达 57%~74%。脂肪肝是仅次于病毒性肝炎和酒精性肝病而导致肝硬化的重要病因。肝脏是人体物质代谢的重要器官,可喻为体内的"化学工厂",进入体内的各种营养物质必须经过肝脏代谢转化,才能被机体吸收利用,某些有毒物质要经过肝脏分解而排出体外。肝脏可合成蛋白,与机体免疫功能息息相关。一旦患了脂肪肝,肝脏的正常功能明显减退,必然危及身体健康。

(5)肥胖者易患胆石症。肥胖者大多血脂高,易形成胆固醇结石,胆石症的发病率比正常体重者高 4～6 倍。

（6）肥胖者易患癌症。丹麦和瑞典的两项肥胖与癌症危险性关系的研究显示,无论是男性还是女性肥胖者肝癌发病危险都增加。美国纽约蒙特菲奥医疗中心一项涉及 4000 多名妇女的研究发现,肥胖会导致乳腺癌复发危险增加 30%,死亡危险增加 50%。此外肥胖还与食管癌、结直肠癌、胆囊癌、胰腺癌以及肾癌的发生及其病死率较高显著相关。

（7）肥胖可导致大脑退化。美国加州大学洛杉矶分校神经学教授保罗·汤普森说:"肥胖人大脑的额叶和颞叶(主管规划和记忆)、前扣带回(主管注意力和执行能力)、海马状突起(主管长时记忆)和基底核(主管运动)的脑组织有缺失。体重超重者大脑的基底核、辐射冠、白质和顶叶(感觉叶)显示损伤。"汤普森还说:"肥胖人士(严重超重者)的大脑看上去比体重适中的人大脑老 16 岁,比轻度超重者看上去老 8 岁。"

（8）肥胖增加全身各脏器的负担。如果体重超过标准体重 25 公斤,就等于背着一大袋面粉,日常生活的一举一动都得把它扛上,心、肺、肝、肾各脏器均须超负荷运转。躯体各关节尤其是膝关节的软骨和韧带,也容易因长期超负荷载重而受损。

2. 衡量是否肥胖的方法

常用的衡量肥胖程度的标准是体重。一个人只要没有水肿,体重就能反映其肥胖程度。具体方法如下:

（1）标准体重公式。

$$标准体重(千克) = 身高(厘米) - 105$$

$$或标准体重(千克) = [身高(厘米) - 100] \times 0.9$$

上下浮动 10％为理想体重范围，超过 20％为肥胖。

（2）体重指数。

$$体重指数（BMI）= 体重（千克）/[身高（米）]^2$$

体重指数在 20～24 为适宜，超过 24 为超重，超过 28 为肥胖。世界卫生组织建议亚洲人群以超过 23 为超重，超过 25 为肥胖。

根据脂肪在身体的分布，可分为"苹果形"肥胖和"梨形"肥胖（见图 10）。苹果形肥胖，脂肪主要分布在腹部，又称腹形肥胖；梨形肥胖，脂肪主要分布在臀部及大腿部。通常根据腰围测量肥胖程度，世界卫生组织推荐的方法是：被测者直立，双脚分开 25～30 厘米，测量者将皮尺置于被测者最下面一根肋骨下缘与骨盆骨上缘（髂嵴）连线中点的水平位置进行测量。皮尺要紧贴皮肤，但不要勒压软组织。男性腰围若大于 90 厘米，

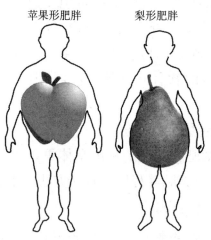

图 10　苹果型与梨型肥胖

女性腰围若大于 80 厘米,应视为苹果形肥胖。由于苹果形肥胖者的脂肪包围在心脏、肝脏、胰脏等重要器官周围,所以患冠心病、脂肪肝和糖尿病的危险比梨形肥胖者大得多。所以说"梨形"比"苹果形"好,不胖比"梨形"好。美国圣路易斯华盛顿大学的研究发现,如果腹部皮下脂肪超过正常标准的 15％～20％,那么死亡率会增加 30％。美国疾病控制预防中心称,15 种以上导致死亡的疾病都与腹部肥胖有直接关系。正如英国谚语所说:"腰带越长,寿命越短。"

(3) 腰臀比,即腰围对臀围的比例。

2005 年 11 月出版的英国医学刊物《柳叶刀》发表加拿大安大略省麦克玛斯特(McMaster)大学的一项研究结果:测量腰臀比是预测一个人是否肥胖及是否面临患心脏病风险的最佳方法,比目前普遍使用的前述测体重指数的方法要准确 3 倍。测腰臀比的方法是:先测量腰围和臀围(臀围指臀部最宽部位的水平周径),腰围除以臀围所得的比值就是腰臀比。男性腰臀比在 0.95 以下,女性腰臀比在 0.85 以下,就是在健康范围内。比值愈小,说明愈健康。腰围尺寸大,表明脂肪堆积在腹部,是患病风险较大的信号。该研究还指出,堆积在腰部的脂肪,对血管、血脂和动脉闭塞的影响比大腿和臀部脂肪的影响更大,而且,腰部脂肪堆积者常伴有脂肪肝。

美国医学统计表明,肥胖患者死亡率也高,若设定正常死亡率为基准 100％,则超重 25％ 者,死亡率增至 128％;超重 35％～40％ 者,死亡率增至 150％。美国另一份医学报告称,45 岁以上的人,体重超过 10％ 的男子,每超过 1 磅(约 0.45 公斤),寿命就减少 29 天。

3. 适量脂肪的好处

肥胖对身体有害,但"骨瘦如柴"对身体也无益,适量脂肪对身体有以下好处:

(1)保持丰满的身材。脂肪可填满肌肉和骨骼的沟壑,使男人雄浑饱满,让女人婀娜多姿。

(2)皮下脂肪可以减少身体热量损失,维持体温恒定。

(3)体内各器官之间的脂肪可减少相互磨擦并可缓冲外界压力。

中国传统医学讲:"中之得,则五脏宁。"人的体重体型也应遵循"中庸"原则,以不胖不瘦,保持标准体重为佳。

4. 如何防治肥胖症

(1)减少进食量,是最重要的措施。单纯的肥胖症(即不是由于内分泌等疾病引起的肥胖症)主要是由于吃得太多太好引起的。中医养生学主张"食不欲过饱",食后以"不饥不饱为宜",即当尚有一点食欲时就应停止进食。俗话也说:"要活九十九,每餐留一口。"每日三餐的合理分配也很重要,其原则是:早饭吃饱,午饭吃好,晚饭吃少。要像美国加利福尼亚州一家医院候诊室墙上的横幅写的那样:"早餐吃得像国王,午餐吃得像公主,晚餐吃得像贫民。"

"辟谷"之说,源自中国古代先秦时期的著作,其内容实质是提倡少吃,必要时短时间内不吃,可增强体质,延年益寿。动物实验表明,适当减少食物热量,可延长实验动物的寿命。俄罗斯科学家柴可夫说:"在我看来,我们这个时代最伟大的发现,就是人可经由合理的禁食而变得更年轻。"这与"辟谷"术的基本观点是一致的。但"辟谷"要合理。日常各种活动需要能量,尤其少年儿童及青年的生长发育需要能量,能量来源就是食物,若进食过少或完全禁食,会影响各脏器的功能,并可引起低血糖,甚至发生低血糖昏迷。因而要正确理解和运用"辟谷"术。一般情况下,进食量应不多不少,进餐后感到"不饥不饱""七八分饱"为宜,完全"辟谷",什么都不吃,对身体有害,甚至是危险的。

(2) 进食种类,以谷物、杂粮为主,辅以牛奶、鸡蛋、豆制品。薯类、杂粮含有丰富的膳食纤维,吸水量多,易产生饱胀感,利于减少食量。花生是"高饱腹感"食物,能让你感觉更饱,或者饱的时间更长。美国普渡大学(Purdue University)营养科学系教授马特斯博士说:"花生产生高饱腹感并不仅仅是因为花生的脂肪、膳食纤维和蛋白质含量,而是所有因素协同作用的结果。"布莱根妇女医院(Brigham and Women's Hospital)营养系主任凯西·麦克马纳斯说,如果在早餐时吃花生或花生酱,就能减少这一天的进食量。多食蔬菜水果,多食鱼类,少食肥肉及动物油,脂肪应以植物油为主,如橄榄油、葵花籽油、花生油。适量多饮水,可促进脂肪代谢,有助于减肥。

蔬菜水果是最好的减肥食品。它们含有丰富的维生素,可促进脂肪代谢,有些蔬菜,如韭菜,还能促进肠蠕动,排出肠道中过多的营养(包括脂肪)。冬瓜能分解过剩的脂肪,也有通便作用。白萝卜能促进脂肪代谢,避免脂肪在体内堆积。胡萝卜富含果胶酸钙,可使血液胆固醇水平降低。黄瓜可抑制食物中的碳水化合物转化为脂肪。绿豆芽、芹菜、甘蓝、南瓜、青椒、山楂、鲜枣、柑橘、紫菜均有良好的降血脂作用,蔬菜水果还含有丰富的膳食纤维,促进肠蠕动,降低食欲,减少主食摄入量。

(3) 不食或少食含反式脂肪酸的食物,如人造奶油、糕点、饼干、炸鸡、炸薯条、油条、方便面等。植物油经微生物及工业制程加以氢化所制成的脂肪酸称为反式脂肪酸,耐高温,久放不易变质,并增加食物酥脆、滑嫩的口感,所以受到食品加工者的欢迎。反式脂肪酸增加血中坏胆固醇(即低密度脂蛋白胆固醇)含量的作用比动物脂肪更明显。

(4) 进食速度慢一些。细嚼慢咽,不仅有利于消化,而且随着进食,血糖逐渐升高,饱食中枢兴奋性上升,摄食中枢兴奋性被抑制,进食量可能会少一些。吃饭时先喝一些汤,也有以上作用,即俗话所说的"饭前喝汤,苗条健康"。

(5) 不宜多饮酒。由于肥胖人体内脂肪多,可能合并脂肪肝,如果经常饮酒,损伤肝细胞,比正常人更容易导致酒精性肝炎甚至肝硬化。

(6) 运动。通过运动消耗能量,消耗脂肪,也是防治肥胖症的重要措施。运动强度以不大口喘气,不心慌,不疲倦,脉搏每分钟 100 次上下为宜。老年人不宜做跳跃跑步等剧烈运动,宜选择步行、游泳、太极拳等适度的运动,并持之以恒。

(7) 心态平和,情绪稳定。精神创伤会导致有些人食欲下降,却会使另一些人食欲亢进,大吃大喝。前者是由于饱食中枢受刺激兴奋性增强,抑制了摄食中枢;后者则相反,由于摄食中枢受刺激兴奋性增强,抑制了饱食中枢。所以情绪不要大起大落,要"物来顺应,事过心宁"。古人云:"爱憎不栖于情,忧喜不留于意,泊然无感。""爱欲静之,遇乱正之,勿引勿催,福将自归。"身体健康是根本,其他皆为身外之物。

十二、甲状腺功能减低症(简称"甲减")

1. 内分泌系统概述

内分泌系统主要指人体各种内分泌腺体(见图 11),主要有:

(1)脑垂体:主要分泌生长激素、促甲状腺激素、促肾上腺皮质激素、促性腺激素等。

(2)甲状腺:主要分泌甲状腺素。

(3)肾上腺皮质:主要分泌肾上腺皮质激素。

(4)肾上腺髓质:主要分泌肾上腺素。

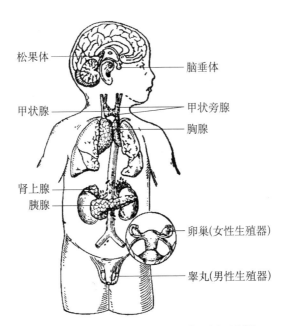

图 11　内分泌系统模式图(引自《人体解剖学》)

(5)性腺:男性腺(睾丸)主要分泌雄性激素(睾丸素),女性腺(卵巢)主要分泌雌激素(女性激素)。

2. 甲状腺概述

甲状腺位于气管上端两侧,形似蝴蝶,其分泌的甲状腺素的主要功能是调节人体新陈代谢,影响人体的生长发育,与人的智力、精神状态、心脏功能、消化功能、性功能均有密切关系。甲状腺素对大脑的发育及功能调节有重要作用,可促进儿童智力及骨骼发育,缺乏时可导致呆小症(又矮又傻)。

随着年龄的增长,甲状腺功能也随之减退。医学文献报道,老年人甲状腺功能减低者比甲状腺功能亢进者多 2~6 倍,女性多见,男女比例为 1∶5。

3. 甲状腺功能减低症的病因

(1)自身免疫反应及病毒感染引起的甲状腺炎,导致甲状腺组织被破坏,甲减患者 90% 以上是由此引起。

(2)地方性甲状腺肿大。碘是合成甲状腺素的主要元素,因地区性碘缺乏使甲状腺素合成减少而引起。

(3)长期大量碘摄入。过量碘反而抑制甲状腺素的合成。据统计每日进食超过 6 mg 碘化物者,无论来自食物或药物,均可导致甲减发生,其机制未明。

(4)放射性碘治疗后。

(5)甲状腺手术后。

(6)少数甲减继发于垂体或下丘脑病变,是由于促甲状腺激素分泌减少,导致甲状腺素合成减少。

4. 甲状腺功能减低症的主要表现

(1)精神抑郁,表情淡漠,少言懒语,动作缓慢,记忆力下降,严重时可痴呆。听力下降、声音粗哑是一种特征性表现,具有诊断性意义。

（2）心动过缓（<60 次/分），为本病特征。

（3）厌食，腹胀，便秘。

（4）性功能减退，如男性阳痿、女性闭经。

（5）黏液性水肿，面、颈、手腕和足踝水肿，眼睑松弛下垂，应疑及甲状腺功能减低症。

（6）其他表现如怕冷、皮肤粗糙脱屑、毛发脱落等。

若有以上表现，应去医院内分泌科进一步检查，做甲状腺功能测定以明确诊断。

5. 如何预防甲状腺功能减低症

（1）情绪稳定，心态平和，有助于稳定免疫系统功能。

（2）适度运动。运动时脑内产生内啡肽，可减轻甲减所致的心情抑郁。

（3）增强体质，避免病毒感染。

（4）食用碘盐及海带等含碘食物。

（5）按摩气管前甲状腺所在区域，可改善局部血液循环，有助于预防甲减。

（6）药物，如甲状腺素片。

十三、骨质疏松症

骨质疏松症的英文名是 osteoporosis，意思是充满空隙和空洞的骨头，骨质变薄，骨头里充满了大小不等的空隙和空洞，很容易骨折（见图 12）。人体骨质在 30 至 35 岁时处于最巅峰的状态，之后逐年下滑，到了 50 岁以后骨质会加速流失。骨质疏松症就是指原本密度很高的骨质日渐疏松，变得越来越脆弱。形象地讲,患者的骨头就像被风化的千年木头,或已老化的充满沙眼的钢筋混凝土构件,其共同特征是承重能力、抗牵拉、抗挤压、抗扭折的能力大大下降,稍有外力碰撞就可能破碎骨折。

正常骨基质　　骨质疏松

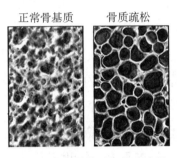

图 12　正常骨基质与骨质疏松

1. 引起骨质疏松症的主要原因

(1)女性雌激素、男性雄性激素减少。性激素能激活造骨细胞,制造大量的骨基质,同时还可激活维生素 D,提高骨头对钙和磷的吸收及利用能力。从 40 岁开始,男女各自分泌的性激素都逐渐减少,骨质疏松症的发病率随之增高。

(2)骨营养缺乏。蛋白质和维生素 C 是合成骨基质的主要成分,钙、磷、硫是构成骨基质的主要矿物质,以上物质缺乏时,易患骨质疏松症。

(3)缺乏运动。肌肉运动对骨头所产生的牵拉力,可激活和大大提高造骨细胞的造骨功能。如果长期不运动,造骨细胞的造骨功能明显降低,而破骨细胞的破骨功能相对增高,二者失去平衡,骨头就开始溶解,骨质变少,骨头就开始疏松了。

(4)长期酗酒。酒精可增加破骨细胞的功能,加速骨溶解,同时还增加钙的排出。

（5）食入过多蛋白,造成含硫氨基酸摄入过量,可加速骨质中钙的丢失。过量摄入大鱼大肉,体内过多分解的脂肪酸非常容易与钙结合,"拉"着钙一起排出体外。

2. 骨质疏松症的早期表现

老年人如果发现自己的身高变矮,慢慢驼背,浑身酸痛,尤其是脊柱和腰部持续疼痛等,这就提示很可能患了骨质疏松症,应去医院作进一步检查。50 岁以后,每年应做一次骨密度检测。

（1）拍 X 光片,一般只有在骨丢失量达 25％～30％时才能查出,只能定性,不能定量。

（2）CT 骨密度定量检测。

（3）单光子、双光子扫描测定骨密度,可准确测定骨矿含量。

（4）超声波骨密度定量测定等,可准确检测骨密度及骨强度。

3. 骨质疏松症的预防

（1）适度的性生活,可促进性激素的分泌,防止骨质疏松。但男人过了 45 岁,若性生活太频繁,会促使睾丸老化,导致雄性激素分泌更少,骨质疏松症加重。有专家建议,性生活每周1～2 次为宜。

（2）合理饮食,多进食牛奶、鱼、虾、虾皮、骨头汤、鸡蛋、豆类、粗杂粮、芝麻、瓜籽及各类蔬菜。以上食品富含钙、磷、硫、锰、锌、硅等骨质营养成分。一杯牛奶（240 ml）约含 300 毫克的钙,牛奶还含有维生素 D,可帮助钙质吸收。苹果含有可增强骨质的硼和锰,能预防骨质疏松。

英国科学家研究发现,饮食中盐的含量太多是钙排出的主要因素,即盐的摄入量越多,尿中排出钙的量越多,钙的吸收也就越少。因此,少吃盐就等于补钙,按世界卫生组织推荐的标准,每人每天吃盐量以 3～5 克为宜,最多不超过 6 克。

(3) 运动可提高造骨细胞的功能,强化骨骼密度。澳大利亚墨尔本大学的科研人员让受试者在补钙的同时,选择运动或不运动,18 个月后测量他们的骨密度,结果显示,运动老人的骨密度比不运动的老人高出很多。要养成规律运动、多动少坐的好习惯。特别是负重运动,如健步走、爬楼梯、骑自行车等,有助于强化整体骨骼力及肌力。下蹲是美国运动协会专家认为最有效预防骨质疏松的好方法,但下蹲次数不宜过多,以免膝关节受损。不适应剧烈运动的老年人练太极拳最好。运动量要适度,强度不宜太大,要量力而行,动作要缓慢柔和。

(4) 适度晒太阳。阳光中的紫外线可促进皮肤产生维生素 D,帮助钙的吸收。每天晒 30～60 分钟为宜,尽量多地裸露皮肤,但要避免在强光下暴晒,要戴遮阳帽和墨镜,保护眼睛不受紫外线伤害。

(5) 按摩。排空尿液后,按摩脐下区域(下丹田),此区域邻近盆腔、会阴部,对养护男女性器官有益,男性还可轻轻揉动睾丸,有助于维护睾丸分泌雄性激素的功能。

(6) 少饮酒、茶、咖啡,它们都会促使钙质流失。

预防骨质疏松症,要从孩童时做起,35 岁以前造骨细胞能力大于破骨细胞能力,是长骨头的时期,此时储备的骨量越多,年老时就越不容易患骨质疏松症。

（7）药物:碳酸钙 D_3 片、邦特林、雷奈酸锶等。

十四、脑血管疾病

脑血管病,临床上很常见,它与心血管病、癌症同为三个最常见的死亡病因。脑位于颅腔内,由双侧大脑半球、脑干、小脑及边缘系统组成,左右两半球之间由胼胝体相连,既有分工,又是一个整体。左侧大脑半球主要负责语言、阅读、书写、计算、运用等功能(见图 13)。相应部位若受损,则出现失语,又可分为:①运动性失语,即完全或部分失去说话的能力;②命名性失语,即面对平日里非常熟悉的物体,知道其用途,却说不出名称;③听觉性失语,即能听到对方说的话,但不能理解其意,答非所问。还可失去计算、阅读、书写及运用能力。右侧大脑半球主要与立体视觉,如空间方位、人与物体的识别等有关,若受损则出现体象障碍,如面对自己瘫痪的肢体不知道是谁的;常迷失方向回不了家。此外,右侧大脑半球还与音

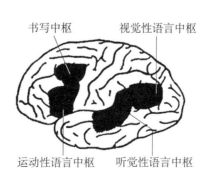

书写中枢　　　视觉性语言中枢

运动性语言中枢　　听觉性语言中枢

图 13　大脑皮层(左侧)功能分区模
　　　式图(引自《人体解剖学》)

乐及人的创造能力有关。双侧大脑的运动区发出支配对侧躯体运动的神经束(皮质脊髓束),而躯体皮肤的痛、温、触觉及深感觉等通过感觉神经束(脊髓丘脑束、薄束、楔束)传入对侧大脑半球感觉区。大脑受损时,可出现对侧肢体瘫痪及感觉缺失。脑干的神经核发出十二对脑神经,分别管理嗅觉、视觉、眼球运动、听觉、面部表情肌、舌体和咽部的运动,以及面部和舌咽部的感觉等。小脑主管躯干及肢体的动作协调和平衡,若受损则出现酒醉样步态。而边缘系统(海马等)主要与情绪记忆有关。

　　脑的血液供应,大脑半球前 3/5 部分(额叶、颞叶、顶叶、边缘系统)由颈内动脉及其分支大脑前动脉和大脑中动脉供应;大脑半球后 2/5 部分、脑干及小脑由基底动脉及其分支大脑后动脉供应(见图 14)。若以上动脉发生梗阻或出血,则出现受损区域的功能障碍。

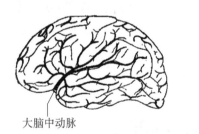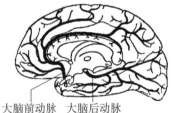

大脑中动脉　　　　　　　　　大脑前动脉　大脑后动脉

图 14　大脑前、中、后动脉在大脑半球表面的分布区域(引自《人体解剖学》)

(一)缺血性脑血管病

　　短暂性脑缺血发作(TIA)是指脑组织某一区域因血液供应不足而导致该区域脑功能的短暂障碍,根据受损区域的不同,可出现语言障碍(失语)、认知障碍(失认)、计算障碍(失算)、对侧(半身)肢体运动及感觉障碍(偏瘫)等症状,一般持续数分钟至数小时,最长在 24 小时内恢复。大多是由于粥样硬化斑块脱落堵塞脑中小血管,并引起旁边小血管痉挛使局部脑组织缺血而致。当斑块破碎被血流冲走,血管痉挛被解除,血液供应恢复,症状即随之消失。少部分患者的脑组织局部区域供血不足,是由于血液黏稠,当血压过低,血流缓慢时,血流中的有形物质沉淀形成小栓子而致。当血液被稀释,血压上升,变换体位使血流速度加快时,小栓子被溶解,碎块被血流冲走,局部血液供应恢复,症状即消失。该疾病有反复发作的特点,乃是脑血栓形成的信号,要引起高度重视。医学统计显示:约四分之一至三分之一的患者在症状初发后的 2～5 年内发生脑血栓形成。

　　脑血栓形成是指比较大的脱落的动脉粥样硬化斑块(其中相当一部分是来自颈内动脉)或大的栓子长时间堵在大脑某条较大的血管内,造成该区域功能受损,出现与该区域相应的功能丧失,如说话、计算功能受损。如果被堵血管所供应的大脑区域内恰好有下行的支配对侧肢体运动的神经纤维(皮质脊髓束)经过,就会造成对侧肢体运动障碍(偏瘫);如果被堵血管所供应的大脑区域内恰好有上行的来自对侧肢体的感受皮肤痛、温、触觉的神经纤维(脊髓丘脑束)经过,就会造成对侧肢体的痛、温、触觉障碍。如果支配小脑的血管被堵,则出现酒醉样步态、容易跌倒等协调障碍。

　　如何防治缺血性脑血管病呢?

　　(1) 防治动脉粥样硬化,是根本措施。

（2）高血压患者的血压不能降得过低，以避免血流缓慢而致血中有形物质沉积形成血栓。

（3）经常饮适量的水以稀释血液。每日饮水量约 1500～2500毫升，尿量应保持在 1000～1500 毫升之间。晚饭应吃一些稀粥，适量饮水，夜尿 2～3 次为宜，若睡前饮水过多，夜尿增加会影响睡眠。但饮水过少，则血液黏稠，易形成血栓。

（4）饮食清淡，不要吃油腻食物，防止血液黏稠。

（5）运动可使体重减轻，促使血脂下降，对防治动脉粥样硬化有益。运动时，肌肉收缩的唧筒作用，可促使静脉血回流入心脏，使心脏的收缩力加强，促进血液循环，防止血中有形物质沉积。中医讲"运体以祛病，体活则病离"，但运动量不宜过大，"人欲小劳，但莫至疲及强所不能堪胜耳"。

对于肢体瘫痪的患者，早期适当的主动运动或在别人帮助下的被动运动是帮助康复的最好办法。患者还可用意念做肢体的想像性运动，由大脑皮层向瘫痪肢体不断传递神经冲动，可促进瘫痪肢体的功能恢复。

大脑内的血液供应主要来自位于颈部的颈内动脉及由脊髓动脉形成的椎-基底动脉，所以经常耸耸肩，头部前前后后柔和运动，对防治颈内动脉及椎-基底动脉粥样硬化有效。但活动颈部时一定要柔、缓，活动时间不宜长，以免引起颈椎损伤。

（6）按摩。由于皮肤毛发与神经系统均来自于胚胎时期的外胚层，二者关系紧密，故按摩皮肤对脑细胞有激活作用，可促进患者说话、计算能力和肢体活动功能的恢复。按摩瘫痪肢体，还可扩张血管，防治肌肉萎缩。

（7）松静功。美国医学家报道，据影像技术显示，静坐可疏通脑部血液循环。

（8）心情愉悦，情绪平稳，对防治所有的疾病都有利。若已经患了病，要面对现实，"既来之，则安之。"应树立战胜疾病的信心。医学研究发现，信心、希望对防治疾病的作用是难以估量的，甚至可以战胜癌症。要相信，生命还在延续，阳光依旧灿烂。

（9）药物。①抗血小板聚集药：阿司匹林等。②抗凝剂：口服药华法林、静脉滴注肝素等。③溶血栓剂：静脉滴注尿激酶等。

（10）手术。若B超发现颈动脉壁粥样斑块较大或不牢固易脱落时，可行斑块剥离术。

（二）脑出血

"脑出血"也被称作"脑溢血"。高血压和动脉粥样硬化同时存在，是脑出血最常见的原因。动脉粥样硬化使血管弹性降低，脆性增加。当情绪激动或体力活动过度引起血压升高，血管壁承受的压力增大，可使血管破裂而出血。由于大脑内囊区的血管走向近乎直角，血管壁易被损伤，吻合支又少，血管壁承受压力较大，因而当血压升高时最容易发生出血，有学者称内囊动脉为"出血动脉"。而大脑左右侧内囊犹如一个狭窄通道，集中了上行和下行的所有神经纤维，此处一旦出血则引起对侧上下肢瘫痪（由于支配对侧肢体运动的皮质脊髓束受损）、对侧躯干及上下肢皮肤的痛、温、触觉障碍（由于向大脑对侧感觉区传导的脊髓丘脑束受损）、对侧眼外侧部（颞侧）偏盲（由于向大脑对侧视觉区传导的神经纤维受损），此三者被称为"三偏症状"。当小脑出血时,则出现协调障碍,如酒醉样步态、容易跌倒等。由于血肿压迫周围血管,血液向血管外渗入脑组织,形成脑水肿,致颅内压升高,使患者昏迷、呕吐、视乳头水肿,严重时可把脑组织压进有空隙的地方,形成脑疝,危及生命。

那么,如何防治脑出血呢? 可以参照以下方法:

(1) 控制血压。心态平和,神静体松,低盐饮食,适当运动。

(2) 防治动脉硬化。适当节食,适度运动,控制体重。少食动物脂肪,多吃蔬菜水果。

(3) 高血压患者如果突然昏迷且伴有呕吐,就应怀疑脑出血,可用冷水浸过的毛巾或冰袋置于前额部,对脑细胞有保护作用,冰袋下应垫一块毛巾,以防冻伤。同时立即送医院,搬移患者时动作要轻缓,尤其要避免头部的震动。

(4) 脑出血患者度过危险期后,亲人在患者耳边呼唤(呼唤疗法),播放患者熟悉的音乐,都有助于患者的苏醒。

(5) 脑出血患者的大脑受损范围较广泛,常伴有许多症状,如叫不出熟悉物品的名称(命名性失语),不能说话交谈,不会计算,不会写字,情感反应也不正常,如烦躁、易怒,有些患者则表现为抑郁、痴呆,对于这些患者,护理人员及家人要特别宽容与关爱。医学博士伯尼·西格尔(Bernie Siegel)说:"所有的疾病从根本上讲都与爱的缺乏或者有条件的爱相关。"只要对患者充满爱,在看似绝望的悬崖上,也能有意想不到的奇迹发生。

(6) 康复期治疗。鼓励患者练习说话、读书、写字,护理人员及家人主动与患者对话,教患者恢复各种独立生活的能力,帮助患者进行适度的运动,可防治关节僵直、肌肉萎缩。早期开始运动,是促进患者站立行走、自理日常生活的有效方法。脑出血患者的血压较高,常伴有冠心病,因而运动量不宜过大,关节活动幅度也不宜过大,以避免关节及韧带肌肉的损伤,如大幅度、频繁转动肩关节,可引起肩周炎。

(7)按摩全身皮肤,可扩张皮肤血管,使血压下降。按摩对皮肤的刺激可传向大脑,对脑功能恢复有益。按摩瘫痪肢体,可松弛肌肉,防治肌肉萎缩,促使关节运动灵活。还可通过意念活动患肢,以促进其康复。

(8)泡足对大脑是一种有益刺激,因为足在大脑内的投影区域较大。中医所称的"涌泉穴"位于足心,此穴与"肾"功能相关,而中医所谓的"肾",包括精神、神经系统。老年人的末梢感觉敏感度稍差,瘫痪患者的瘫痪肢体的温度感觉消失,因此水温要先调试好,以免烫伤。

(9)治疗措施。①降低颅内压药,如静脉滴注甘露醇等。②手术清除颅内血肿。

十五、老年性痴呆症

1. 老年性痴呆症的病因及早期表观

人随着年龄增长,脑细胞逐渐减少,脑功能亦逐渐衰退,如记忆力减退等,这是不可抗拒的自然规律。头部的 CT 检查显示,老年人多有不同程度的广泛或局限性的脑萎缩。如何阻止、延缓老年性痴呆症的发生,如何减轻痴呆的症状,已引起人们的高度关注。

引起老年性痴呆症的原因还有：脑组织被细菌、病毒感染而受损伤；脑外伤引起的脑损伤；动脉粥样硬化导致反复发生脑梗塞；心肺疾病引起的脑缺氧；饥饿或胰岛素等降糖药物用量过多导致的低血糖；因患肝硬化，肝脏将氨合成尿素的能力下降，过多的氨损伤脑细胞；肾功能衰竭时，身体内的有毒物质不能被完全排出体外；食入过多的铝。美国罗德岛大学在2013年《神经毒理学》杂志上发表报告称，研究显示，人在幼年时受铅污染，会导致以后患老年痴呆症。铅污染会损伤儿童的心、肾等器官，还会影响大脑发育导致智商降低。油漆、汽车尾气和工业污染的水和土壤等含铅量较高。2014年9月《美国科学院院刊》发表研究成果，揭示在遗传性阿尔茨海默症（老年性痴呆症）基因突变携带者中，神经元存在着早期的发育缺陷。另外，医学统计还显示，失去双亲抚爱的孩子，成年后易患痴呆。

老年性痴呆症患者的早期表现包括：对外界事物缺乏兴趣、反应迟钝，面部表情呆滞，不能忆起不久前发生的事情，忘记片刻前与别人谈话的内容，计算能力减退等。痴呆患者脑电图重度异常，头部的CT检查显示不同程度的脑萎缩，也往往是老年性痴呆症的早期表现之一。

2. 如何防治老年性痴呆症

（1）保持积极的精神状态，与社会保持密切接触。离退休后，心理状态仍然要延续以往对周围事物的关心和热情。家庭和社会也要对老年人多加关爱，使他们感到温暖。

（2）脑宜常用。大脑也遵循"用进废退"的科学原理，脑子若长期怠惰不用，脑细胞也会像"生锈"一样感到笨拙。常言道：“常用脑，可防老。”医学统计表明，一直勤用脑的人与懒于动脑的人相比，可以更好地保持完整的认知力。老年人离退休后可习作绘画，读书看报，还可做一些力所能及的工作，当然工作量不宜重，持续时间不宜长。用脑也应该有张有弛，劳逸结合。

（3）饮食。美国医学研究发现，多吃蔬菜、植物油可以减小患老年性痴呆症的危险。多吃鱼，尤其是海鱼，对脑有益。能健脑的食品还有黑芝麻、核桃、花生、牛奶、豆制品、玉米、大蒜、葱。美国康奈尔大学（Cornell University）科研人员发现，苹果、香蕉、柳橙除富含人体所需的多种维生素、矿物质和纤维外，还含有一种抗氧化物质——酚，能阻止有伤害性的物质和毒素进入神经细胞，进而保护人的脑细胞。经常进食这三种水果，对预防老年性痴呆症有帮助。草莓、深绿色菜叶和豆类中富含叶酸。荷兰科学家研究发现，叶酸可提高老年人的记忆力。此外，绿茶中含有丰富的防老化剂，美国《生物化学杂志》刊登的一项研究显示，绿茶中的天然成份绿茶多酚类活性成份 EGCG 和红酒天然成份白藜芦醇能阻断老年性痴呆症的一个关键细胞通道。常饮绿茶和少量红酒有利于预防痴呆。根据中医“以脏补脏”的理论，食用禽、畜脑对防治痴呆也有好处。最好不用铝制品做饭烧水。此外，日本学者研究显示，大约 $30\% \sim 40\%$ 的老年性痴呆症，与患者年轻时饭量偏多有关。

（4）运动。运动心理学家认为，步行、骑车等运动，既锻炼身体，又能消除大脑的疲劳。运动时大脑产生内啡肽，可使心情愉悦，保持脑细胞活力。美国科学家称，运动可以使脑细胞再生,尤其是脑体结合的运动,如养花种草、田间耕作等,对预防老年性痴呆症有效。动物实验证明,运动的小白鼠的脑细胞比不运动的小白鼠的脑细胞多两倍。美国伊利诺伊大学(University of Illinois)心理系研究小组对 165 位 59 岁到 81 岁老人的研究发现,那些平常坚持运动体能较强的人,在空间能力测验中反应较快,错误率也比较低,核磁共振显示这些人的大脑里的海马体较大,说明运动可延缓因老化而造成的海马体萎缩,从而保存了空间记忆力。

人体代谢离不开氧气。脑的耗氧量最大,约占全身耗氧量的 25%,运动时应到户外去,到树木花草多的地方去,以吸入更多的氧气。要经常开窗换气以保持室内空气新鲜。不要蒙头睡觉,古人早就说"暮卧不覆首"。

(5) 戒烟限酒。长期吸烟,会使脑组织萎缩,易患老年性痴呆症。长时间大量饮酒会增加患痴呆症风险。

(6) 晒太阳。阳光能促进神经生长因子的生长,促使神经纤维延长。

(7) "倒流"。如血压不高且无心肺疾病,可每日去枕、足高位(不枕枕头,把脚垫高)平卧数次,以头部无明显涨满感为宜,让流向大脑的血液多一点,输送到脑的葡萄糖、维生素、氧气就会多一点,对防治老年性痴呆症有益。

(8) 适当降低头部温度,可降低脑细胞代谢,对脑细胞有一定的保护作用,对预防老年性痴呆症有益,但温度要适当,能够自然耐受。此方法的适用性因人而异,例如对于高血压患者,冷刺激会引起血管收缩,使血压升高,因而不宜降低头温。

古人云："冬日温足冻脑，春秋脑足俱冻。"这是古人养生经验的总结。具体做法是，每天用凉水洗脸，用凉湿毛巾擦头，逐渐可试用凉水洗头，每日 1～2 次。除夏天可戴遮阳帽防止过强紫外线的损伤外，春、秋、冬三季不戴帽，以降低头部温度。这也要视个人耐寒能力、全身健康状况以及室外温度而定，不可勉强，以免受冻感冒。荷兰著名学者赫尔曼·约尔哈夫逝世前在一本加封的书的封皮上写着："唯一深奥的医术秘诀"，后来该书以两万金币被拍卖，买者打开书后，看到书的首页上留下的这位科学家的手迹："注意保持头冷脚暖，这样，最高明的大夫也会变成穷光蛋。"而余下的书页全是空白。

(9)"鸣天鼓"，"干洗脸"，常默念"六字诀"。"鼓"意为头颅。古人认为"鼓宜常鸣"，两手十指从前发际到后发际做梳头动作若干次，然后用双手掌轻按双耳孔，用食指、中指及无名指叩击枕部若干次，可活化脑细胞，防治脑萎缩。

脸位于颅骨前面，上颚以上均为脑组织。"干洗脸"按摩面部，对脑细胞的健康有益。咀嚼运动可以增加头部的血液循环，防止痴呆。日本专家用超声多普勒检测，咀嚼墨鱼片时脑血流量增加 20.7%。平时可多做叩齿动作代替咀嚼运动。中国传统养生学认为，常默念"六字诀"中的"吹"字，常按摩双足足心"涌泉穴"对"肾"有益(中医所谓"肾"，除指泌尿生殖系统外，还包括精神及神经系统)，即对大脑有益。

(10) 常梳头及按摩全身皮肤。由于皮肤毛发与大脑细胞等神经组织均来自胚胎时期的外胚层，相互关系密切，刺激皮肤毛发可使大脑细胞活跃，防治老年性痴呆症。

(11) 常咽唾液。中医认为唾液可"润五脏，悦肌肤"。由于唾液腺的上皮组织与人体神经组织均来自外胚层,唾液腺分泌的唾液中的成份与神经组织更有亲和性。研究证实,唾液中含有神经生长因子及许多生物活性物质,故常咽唾液有助于延缓脑功能退化。

(12)松静功和保健功。英国医学家的研究表明,引起老年性痴呆症的原因之一是脑中乙酰胆碱减少。当人处于松静状态,深长呼吸时,副交感神经兴奋,分泌乙酰胆碱就增多,所以常做松静功、深长呼吸,对防治老年性痴呆症有益。美国医学家指出,心理压力会加速细胞老化,促使人衰老,所以要学会放松,以尽量减慢衰老进程。美国杜克大学医学中心斯蒂芬·博伊勒进行了五年跟踪调查,结果显示,沉着冷静者与紧张焦虑者相比,前者患老年性痴呆症的几率比后者低50%。

(13)音乐疗法。记忆力衰退的人听欢快的音乐或者熟悉的地方戏曲,常能勾起对往昔岁月的回忆,对恢复记忆力有益。最好自己也弹奏歌唱,沉浸在欢乐之中。

(14)防治能引起老年性痴呆症的其他疾病,具体包括:防治动脉硬化;避免脑部被细菌、病毒感染,必要时戴安全帽以防止脑外伤;防治心肺及肝肾疾病;糖尿病患者要谨慎应用胰岛素等降糖药物,不要把血糖降得过低,随身带一些食物或糖块,当出现饥饿感、心慌、出汗等低血糖症状时,立刻吃以上食品,预防因低血糖而昏迷。

(15)药物。维生素 B_{12}、叶酸等对神经细胞有益的药物,均有助于延缓老年痴呆症的发生。

老年人生活经历多,阅历广泛,经验丰富,积累的知识和经验犹如一座宝库、一本活字典,是社会的宝贵财富。老人们要学会有助于保持脑功能、减缓脑功能衰退的方法,继续为社会做一些有益的贡献,也让自己的生活充实愉快。

十六、癌症

癌症是危害人类健康的大敌,由于工业化进程加快,环境污染,化学合成物的广泛应用,食品添加剂的滥用,居室过度装修等原因,使癌症发病率逐年上升,从儿童到老人,任何年龄都会患癌症,中年以后发病率居高不下。

1. 正常细胞为什么会变成癌细胞

(1)细胞基因突变:由于致癌物质的作用,细胞基因发生突变。

(2)基因调控失调,使细胞持续分裂,并失去分化为成熟细胞的能力。

无论是细胞基因突变,还是基因调控失调,都将产生失去正常生理功能的异常细胞即癌细胞。而这种细胞生长极为迅速,随血液及淋巴液周流全身,破坏正常组织,侵蚀正常细胞,最后导致相应器官,甚至多个器官功能衰竭。

人体在神经精神系统的统帅下,具有完善的防御体系,如白细胞大军中的中性白细胞主要是围剿入侵的细菌;而免疫系统中的淋巴细胞,则主要负责识别癌细胞并予以消灭。有学者认为,每个人每天体内都可能由于基因突变或细胞分化失控而出现异常细胞,只是被淋巴细胞及时发现并予以歼灭而未出现症状。

2. 常见的致癌因素

(1)精神系统受损。生活节奏过快、工作压力过大、人际关系不和谐、家庭不和睦、突如其来的精神刺激导致失眠、情绪不稳、易怒、抑郁等精神症状使全身各系统生理功能紊乱，免疫系统功能下降。现代医学已经确认，情绪烦乱可以引起中枢神经系统、内分泌系统以及免疫机制的紊乱，可使人体内原来潜伏的恶性细胞增生，形成恶性肿瘤。还有学者认为，当人体长期处于不良情绪的恶性刺激下，可直接促使正常细胞发生异变，甚至形成癌细胞。调查数据显示，我国癌症患者中，发病之前有精神创伤史者高达81％，60％的癌症患者为抑郁症，8％患强迫症。美国本森（Benson）博士报道，被调查的500名癌症患者，大部分都有严重的精神创伤史。美国卡逊（Carson）博士认为，癌症是由于心理平衡遭到破坏引起的。加拿大研究人员针对9417名癌症患者的26项独立研究中，有抑郁症征兆的癌症患者死亡率，比精神状态良好者死亡率高25％，确诊抑郁症的癌症患者死亡率比精神状态良好者高39％。研究人员在动物实验中发现，精神压力对肿瘤生长及癌细胞扩散均有影响，这表明消极情绪或许会影响到人体激素水平和免疫系统，另外，消极情绪使患者不配合治疗，也是他们死亡率增高的原因之一。

心理状态不良、情绪抑郁沮丧是罹患癌症的重要原因之一。美国学者实验发现，只要把小白鼠置于旋转盘上高速旋转，就足以增加它的癌症发病率。著名的英国医生詹姆斯·佩古特指出："人在极度着急和失望的情况下，往往很快得癌症或加重癌症。"慢性消极情绪可降低机体免疫系统的功能，免疫系统犹如体内的防卫体系，消灭入侵的病毒和细菌，并监视体内的变化，当发现有癌变细胞时，立即将癌细胞消灭，避免发生癌症。当免疫系统的功能低下时，不仅容易招致感染，而且癌变的异常细胞不能被早期发现并予以消灭，因而易患癌症。

（2）化学致癌物质。现已确知的化学致癌物质有 1000 多种，如煤焦油、染料、橡胶等所含的化学成分。亚硝酸盐是常见的致癌物质，常被用作鱼类及肉类加工的防腐剂、着色剂和腌制剂，变质的蔬菜和食物中亚硝酸盐的含量也较高。其他能致癌的物质还有砷、铬、镍、镉、装修材料中的甲醛等。

化学染发剂含有可能致癌的对苯二胺，长期与这种致癌物质接触可诱发肿瘤。特别是中老年人，免疫力降低，抵抗力下降，更容易发生染发后的不良反应及癌症。美国学者研究显示，经常染发的人，其乳腺癌、皮肤癌、膀胱癌、白血病的发病率都会增加。

熏烤焦化的食物含有大量的致癌化学物。糖和脂肪在不完全燃烧时会产生多环芳烃类化学物，食物蛋白在熏烤分解后再与食物中的亚硝酸盐在胃酸作用下会产生亚硝胺，这两类化学物均为致癌物质。

（3）生物致癌因素。黄曲霉菌毒素广泛存在于霉变的食品中，是引起肝癌的重要原因之一。到目前为止已证明有 30 余种动物的自发性恶性肿瘤是由病毒引起，目前认为乳头瘤病毒（HPV）与子宫颈癌的发生有密切关系，乙肝病毒与肝硬化、肝癌密切相关。

（4）吸烟。吸烟对人体多种器官都产生损害，是引起肺癌的主要原因之一，长期吸烟者的肺癌发病率比不吸烟者高 10～20 倍，喉癌发病率比不吸烟者高 6～10 倍。意大利研究人员在意大利耳鼻喉及头颈外科学会第 100 届代表大会上报告说,76％的口腔癌、86％的喉癌和 82％的咽癌是由烟草和酒精的联合作用造成的。美国福瑞德·哈金森癌症研究中心(Fred Hutchinson Cancer Research Center)的 Christopher Li 医生与其团队研究发现,女性只要一生抽烟超过 100 根,发生乳癌的几率就会比不抽烟的女性增加 30％。纸烟中含有各种致癌物,苯并芘为主要的致癌物质。在吸烟者的尿中能够测到致癌物。烤焦过熟的物质有高度致癌性,一天吸两包烟的人,相当于吸入 0.5 克有毒的烧焦物质。

(5)饮酒。世界卫生组织明确指出,食道癌和肝癌可由酒精引起,乳腺癌和大肠癌与酒精之间也存在因果关系。加拿大研究人员发现,多种癌症的发病率与啤酒和烈性酒均有密切关系。大量饮啤酒和烈性酒的人患食道癌的几率比普通人高 7 倍,患肝癌的几率是一般人的 9 倍,患结肠癌的几率增加80％,患肺癌的几率增加 50％。美国癌症专家发现,大量饮啤酒的人患口腔癌和食道癌的危险性要比饮烈性酒的人高3 倍。澳大利亚专家调查发现,每天饮 5 升以上啤酒的人最容易患直肠癌。西班牙癌症流行病研究所研究人员发现,过量饮用啤酒会极大地增加患胃癌的风险。

世界卫生组织的一份报告说,饮酒后脸色容易变红的人如果经常喝酒,罹患食道癌的几率可能远远大于那些饮酒后面不改色的人。人体内有一种乙醛脱氢酶 2(ALDH2),这种酶在分解酒精的过程中起着重要作用,缺乏这种酶的人即使喝一点儿酒,脸色也容易变红。世界卫生组织下属的国际癌症研究机构在评估酒精与癌症之间的因果关系时发现,对于体内缺乏 ALDH2 或这种酶不能正常发挥功效的人来说,罹患食道癌的风险随酒精摄入量的增加而倍增。

（6）食用过量脂肪和蛋白。在与癌症有关系的各种饮食因素中,脂肪的摄取量多被认为是与癌症的发生率关系最密切的因素。如果长期食用高脂肪、高蛋白饮食势必增加患癌的几率,如直肠癌、胰腺癌、肾癌及乳腺癌,尤其是大便秘结、粪便在肠道停留时间过长的患者。

（7）物理致癌因素,主要包括:①电离辐射,如长期或大量接触 X 射线;居室装修中如果采用了不合格的石材,其中所含的超量的放射性物质也有一定的致癌性;②日光及紫外线,长期过量接触易致皮肤癌;③纤维性物质,如石棉、玻璃丝、化纤等,长期大量吸入可致肺癌。

（8）外伤。例如,骨肉瘤常有肢体外伤史,脑瘤常有头部外伤史。

（9）慢性刺激。例如舌癌常发生在牙齿不规整、断齿或假牙托长期摩擦部位。

（10）遗传因素。有些癌症患者有家族史,这是由于遗传的 DNA 有某种缺陷,在致癌物质的作用下容易发生肿瘤,称"易伤性"。

3. 如何预防癌症

（1）保持心理健康,增强心理承受能力,避免精神神经系统受损。中医认为精神是生命的主宰,是生命存亡的根本,"主明则下安,主不明则十二官危。"提高自身道德修养,从青少年时期就要学会如何与人相处,先学习如何做人,同时提高文化素质,营造和谐的生活氛围。遇事要冷静,对人要宽容,心胸要豁达，"胸廓千愁似粟粒，心轻万事如鸿毛。"对于已发生的事情要"物来顺应，事过心宁"。对突发事件要不惧不怕，冷静沉稳，"我善养吾浩然之气"。

（2）"虚静养神"。静字当头，每天闭目、静心、体松数次。

（3）增强免疫系统功能。适度运动，充足睡眠，按摩全身，多去户外活动，接触阳光，常去海边、河边、花草树木多的地方做深呼吸。

（4）常咽唾液。唾液具有杀菌、解毒、抗癌作用，有助于预防口腔、食道、胃肠的炎症及癌症，唾液经胃肠吸收入血，对全身各脏器均有保健作用。

（5）避免外伤，尽量避免接触X射线，不要在强光下暴晒，矫正不规整的牙齿，尽量少用化学合成制品，选用环保装修材料。

（6）按摩"任脉"所在部位。中医根据实践经验总结认为："任脉"不通，腹内容易生结块。自胸骨上端沿正中线向下按摩直至脐下"下丹田"处，有助于预防食道、胃肠道炎症和癌症，以及腹部肿瘤的发生。

（7）戒烟限酒。

（8）不吃、少吃含有致癌物质的食品。常见的致癌食品有：①腌制食品：咸鱼、咸菜等产生的二甲基亚硝酸盐在体内可转化为致癌物质二甲基亚硝胺；②烧烤食品：烤鸭、烤鸡、烤牛羊肉等含有多种致癌物质；③熏制食品：熏肉、熏肝、熏鱼等含致癌物苯并芘，常吃易患食道癌和胃癌；④油炸食品：炸油条、炸油饼、炸薯条等会产生致癌物多环芳烃；⑤加工食品：加工食品多含有防腐剂、色素及其他化学添加剂。加工食品的金属管道多为铅锡合金,高温下铅会被汽化,污染被加工的食品,长期食用加工食品会造成铅蓄积中毒,加工食品中所含的丙烯酰胺,属于致癌物质;⑥霉变物质:霉变物质会产生致癌物质黄曲霉菌毒素。⑦隔夜熟菜及不新鲜的蔬菜:会产生亚硝酸盐,在体内转化为致癌物亚硝胺。⑧槟榔:嚼食槟榔可致口腔癌。⑨红肉食品(即牛、羊、猪肉及其制品):美国加州大学科学家发现,红肉含有人体所没有的有害糖类分子,人食用后可引起有害的免疫反应,可导致癌症和心脏病。

(9) 多吃具有防癌作用的食品。①洋葱类:大蒜、洋葱、青葱、芦笋、韭菜等。②十字花类:花椰菜、甘蓝菜、芥菜、萝卜等。③坚果类:核桃、花生、杏仁、开心果、瓜子、芝麻等。研究发现,每周至少吃两次花生的女性,患结肠癌的风险能降低58%;而每周至少吃两次花生的男性,患结肠癌的风险能降低27%。科学家分析,可能是花生中的叶酸和其他抗癌物质起了作用。④谷类:玉米、燕麦、米、小麦等。⑤荚豆类:黄豆、青豆、豌豆等。⑥水果:苹果、橙子、橘子等含丰富的生物类黄酮,可增强酶活力,易于排出致癌物;猕猴桃所含物质可阻断致癌物亚硝胺生成;葡萄尤其是它的皮,含花青素和白藜芦醇,抑制癌细胞增殖;草莓所含鞣酸可阻止癌细胞形成;哈密瓜、西瓜含茄红素可诱导癌细胞良性分化;还有菠萝、梨等均有防癌作用。⑦茄科:番茄、马铃薯等。⑧伞状花科:胡萝卜、芹菜等。

(10) 适度晒太阳。美国科学家研究表明,每天日晒 15 分钟,可增进免疫系统功能,可预防各种癌症。但光线太强,照射时间过长可导致皮炎甚至皮肤癌。

（11）"采日精月华"并念"六字诀"。中医认为"日为太阳之精,其光壮人阳气,极为补益"。即在旭日东升或皓月当空时,微闭双眼,面向太阳或月亮缓慢呼吸,同时口念"六字诀","依常以鼻引气,口中吐气,当令气声逐字吹、呼、嘘、呵、嘻、嘶吐之。若患者依此法,皆须恭敬用心为之,无有不差,愈病长生要术也。"

（12）预防肥胖。有学者认为,身体健康而不胖,可能是抵抗癌症的最好条件。

十七、老年期精神病

1. 老年期精神病的病因及症状

老年期精神病是指在 65 岁前后开始发病的急性或慢性精神病。世界卫生组织统计,每十万人中精神病的发病率为:15 岁以下为 2.3 人,25～34 岁为 76.3 人,35～54 岁为 93 人,而 65 岁以上老年人为 236.1 人。

精神系统像身体的其他系统一样也会患病。精神病是由于大脑活动紊乱而引起的认知、情感、意志和行为的异常,自知力不完整。

（1）认知异常:对客观事物歪曲的感觉,如幻视（患者说看见了某种东西,但实际上并不存在）、幻听（患者说听见了某种声音,如别人骂自己,议论自己,但实际上并不存在）。

（2）情感异常:情绪高涨时,表现为与环境不相符合的过分喜悦,言语增多,滔滔不绝,整日忙碌不停,不知疲倦,但做事往往有头无尾,严重时可达到狂暴程度,出现毁物、打人;相反,情绪低落时,思维缓慢,言语减少,闷闷不乐,自责自罪,足不出户,不愿与人交往,严重者认为生不如死,常有自杀倾向。

（3）意志和行为异常:增强时,常有夸大妄想,如认为自己能做某种发明创造,能解决某项科学难题,但与自己的文化知识水平相去甚远,常半途而废;低落时,常与情感冷漠同时出现,对周围事物不感兴趣,对工作学习无自觉性,个人生活也极端懒散,以上症状若持续两周以上称抑郁症,老年人中常见,应引起重视。世界卫生组织调查数据显示,抑郁症目前已位居世界十大疾病之第四,预计到 2020 年将跃居第二,紧随心肌梗塞之后,排在癌症之前。

（4）自知力不完整。精神疾病患者,通常不认可自己有病,尤以精神分裂症患者表现明显,不主动甚至拒绝就医。当患者意识到自己有病时,则提示病情减轻或趋于康复。

2. 老年人为什么容易患抑郁症

人随着年龄增长,脑细胞的数量逐渐减少,脑功能也逐渐减退。老年人一般都有程度不等的心脑动脉硬化,供给脑细胞所需营养及氧气减少,影响了脑细胞的正常功能。老年人沧桑岁月几十年,工作事业上的成功失败、起伏升降,人际关系上的热情与冷遇,人生道路上的坎坷不平,丧偶、子女远离、与社会交往少、无人照顾,这些都容易促使老人对以往不愉快的事情陷入沉思,渐渐变得沉默寡言,对生活前景失望甚至绝望。这些就是老年人容易患抑郁症的原因。

3. 如何防治抑郁症

（1）保持健康、良好的心理状态。虽然已步入老年,仍然要"我善养吾浩然之气",让朝气和微笑永远伴随自己。

（2）"静而后能安"。曾子说:"知止而后有定,定而后能静,静而后能安。"不要再为没有达到所追求的境界而遗憾,也不要再为追求不切实际的目标而操劳,心就能静下来,情绪就平稳了。老年人"知止",并不是完全停止,只是应放慢前进的脚步,做事不慌不忙,欲望不高不低,生活就会潇洒自如。人非圣贤,孰能无过? 没有必要为过去的失误自责自罪,最浪费时间的莫过于懊悔,在懊悔的海洋里打滚,是严重的精神消耗。

(3)"随遇而安"。大自然的变化只能顺应,无法抗拒。人也无法左右客观事物的变化,只能顺应。"既来之,则安之。""安其物变,听其所为。"

(4)"和为贵"。人际关系要和谐,应多包容,多忍让,宜多关爱他人,在温暖他人时,也温暖了自己。子女、家人要多给老年人一些关怀,不让他们孤独。

(5)"诗书悦心"。文章是案头上的山水,以书为伴,其乐无穷,忧借以消,怒借以释,牢骚不平借以去除。英国学者说:"书籍是幼年人的导师,是老年人的护士。在岑寂的时候,书籍使我们欢娱,远离一切痛苦。"著名画家黄永玉在回忆文章中这样写道:"任何时候我都看书,不管怎样痛苦,都要有书为伴。一本书就是一个好朋友,它教你一些道理,感染你,多角度影响你。若没有书本为伴,恐怕这辈子不会活到 80 多岁,还能快快乐乐。"美国宾夕法尼亚大学(University of Pennsylvania)的一项研究表明,一些抑郁症患者,通过有表情的大声朗读具有喜剧色彩或鼓舞士气的作品,他们的情绪都会有相当大的改善。

(6)"去忧莫若乐"。轻松欢快的乐曲和歌声可以松缓压力,消除忧愁,最好参加集体合唱,欢声笑语可让人心情愉悦;忧愁苦闷欲哭时,不要压抑,要放声哭泣,这也是宣泄的一种方法。"能自乐时还自乐,到无心处便无忧"。

(7)"山林逸兴"。宜常去公园欣赏花木,去大山、大川、大海旅游,会感到心旷神怡,其乐无比。"尘世纷纷一笔勾,林泉乐处任遨游。"台湾诗人元吉有首诗:"山竹绕茅舍,庭中有寒泉,西边双石峰,引望堪忘年。"身在这竹林、寒泉石峰的环境中,足以忘记年龄,忘却忧愁,悠然自得。

(8)每天放松数次。美国学者约瑟夫·伍尔帕说:"放松是焦虑的天敌,因为它能够化恐惧为坦然,中断过去的胡思乱想。"美国心理学家弥兹说:"宽松就意味着享受。"

(9)运动。运动时脑中产生内啡肽,可以振奋精神,愉悦心情。打球、下棋,既可获得乐趣,也是积极疏导情绪的一种方式。旭日东升时,闭目面向太阳"采气"(即做深呼吸运动),在阳光下散步,有助于心情开朗,是防治抑郁症的好方法。加拿大汉斯教授认为,阳光照射皮肤时,人体产生的维生素 D_3 会促使大脑分泌一种名叫血清素的激素,从而使人愉悦轻松。

中医认为:"喜胜忧",多回忆一些称心如意的事情,很有益处。漫长的人生岁月里,有成功也有失败,有快乐也有悲伤,多回忆成功、快乐的往事,是远离抑郁症的一种方法。中医还认为:常常默念"嘻"、"呵"二字可以去烦。古人还告诫老年人:"凡丧葬凶祸不可令吊,疾病危困不可令惊,悲哀忧愁不可令人预报,坟园冢墓不可令游",以免引起悲伤、惊恐、忧愁、抑郁等情绪波动。生命的旅途有长有短,但总是有限的,要像在春暖花开之时,沐浴在阳光下那样,轻松愉快地过好每一天。

如果抑郁情绪持续超过两周，经心理疏导效果不明显，则可能已患"抑郁症"。若情绪极易激动，甚至达到狂躁程度，而且有间断发生的现象，则可能已患"狂躁症"。若抑郁与狂躁交替出现，则可能已患"狂躁抑郁症"，均须去医院精神科就诊，借助药物治疗。

（10）精神疾病的治疗。①抗抑郁药：丙咪嗪、阿米替林、多虑平、闷可乐等。②抗躁狂、妄想、幻觉药：氯丙嗪、氟哌啶醇、奋乃静等。③电休克：较重的抑郁症、狂躁症、精神分裂症患者可去精神病专科医院进行电休克治疗。

十八、心身疾病

心身疾病是指由不良情绪引起的疾病。情绪与心理、社会、环境因素有关，老年人的心身疾病发病率明显高于其他年龄组。

1. 心与身的关系

（1）古代医学的论述。

中医认为："百病起于情，情轻病亦轻。""百病生于气也。""百病起于怒。"《黄帝内经》云："喜伤心，怒伤肝，思伤脾，恐伤肾。""过分悲伤心肺受损。""惊则心无所倚，神无所归。""神躁于中，而形丧于外，犹君昏于上，国乱于下也。""忌忧郁，夫气贵舒而不贵郁，舒则周身畅利，郁则百脉违和。"中国古代医学早就认为性格类型与疾病也有关系，如"火型之人多不寿暴死"。

古印度医学认为："健康来自于多种要素的和谐，疾病来自于它们的失调,失调有多方面的原因,外部的原因(来自环境)或内部的原因(来自机体或病人的心理状态)……恐惧、嫉妒、猜疑,甚至对生活采取的消极态度都可能起到同中毒一样的作用。"

(2) 现代医学的论述。

现代医学认为,情绪、心理状态、社会环境因素与全身各系统疾病的发生有密切关系。二十世纪初,苏联生理学家巴甫洛夫(Pavlov)的条件反射学说,以及大脑皮层和内脏相关学说,认为不好的环境、不友善的言语,均可影响机体各系统的功能。

美国生理学家卡侬(Cannon)认为:强烈的情绪反应如恐惧、愤怒,可引起机体交感与副交感神经、内分泌、心血管等代谢活动的剧烈变化。美国 2001 年"9.11"事件之后,研究人员走访过 100 名遇难者家属,结果发现,这些家属都有过不同程度的呼吸困难、身体乏力、咽喉干燥、心情焦虑,悲伤者的患病率和死亡率都有增加。长寿学者胡兰夫德指出:"一切对人不利的影响中,最能使人短命夭亡的是不好的情绪和恶劣的心境。"

现代医学证实,情绪会影响身体的各个系统,这与中医所云"百病起于情,情轻病亦轻"的看法是一致的,如情绪可影响面部的表情肌运动,喜、怒、哀、乐的内心体验,在面部均有各自的表现。不良的心理状态和情绪可以引起和加重全身各系统的疾病。愤怒可使消化系统功能紊乱,使胃液分泌增加,长期愤怒和生气易导致十二指肠溃疡。恐惧则使胃液分泌减少,愤怒或恐惧时心率增快,每分钟甚至会增加 40～60 次。

情绪不稳定的人,尤其是容易激动兴奋的 A 型性格的人,冠心病及高血压的发病率明显增高。心理状态不良、情绪抑郁沮丧是罹患癌症的重要原因之一。如果受到的精神刺激过于强烈而又没有被疏导,可引起精神失常,称作"反应性精神障碍"。其他许多疾病都与不良的心理状态和情绪有关,如神经性皮炎、斑秃、支气管哮喘、月经紊乱、性功能障碍、糖尿病等。

2. 如何防治心身疾病

(1) 心理要健康。美国学者希尔(Hill)认为:"保持积极的精神状态,是避免疾病的最佳方法,希望乃所有最佳方法的先驱,是人的一种最深沉的快乐的基础。"要不断学习,做一些力所能及的工作,使生活充实,才有乐趣。

中国传统养生学认为:"夫常人不得无欲,又复不得无事,但当和心、少念","心不可无所用,非必如槁木,如死灰"。孔子教导人要"立德""立功""立言"。人要有所追求,为社会做一些有益的事情。工作学习不能太累,也不能终日无所事事。中国传统养生学的核心就是倡导"中庸之道",认为"中之得,则五脏宁","能中和者必久寿","以中制外,百事不废"。西方学者也非常赞同这个观点,称"中庸"为黄金般的中间值(golden mean)。

(2) 心态宜平。心态"平",才能"安""静""和""缓""稳"。"平和是金",只有"平心",才能"静气"。平心静气地对待客观事物,情绪就不会忽高忽低。胸中只要摆脱一"恋"字,便十分爽净,十分自在,人最苦处是此心沾泥带水,不能割断,"欲火愈旺,福德愈轻。"

(3) 心情宜静。中国传统养生学说:"水静犹明,而况精神"，平静的溪流，清澈见底；内心安静，思绪犹如溪流那样明晰而井井有条。"心常清静则神安，神安则精神皆安"，只要心态平静，就能沉着冷静地应对千变万化的大千世界。

（4）人际关系和谐。自远古时代开始，人类一直过着群体生活，在家中与亲人相处，在外面与他人接触。现代社会中的人，要与各行各业的人打交道，在工作上受人领导或领导别人，很多工作要与同事合作才能完成。老年人离退休后，虽然离开了原有的工作岗位，但可能还在做一些力所能及的事情，由于精力和体力随着年龄增长而减退，更需要互相帮助。人与人相互关爱，带来温馨和愉悦，要做到人际关系和谐，每个人都应首先从自身做起。

（5）疏导疗法。当被不良情绪困扰时，可以像俗语说的那样："男人心情不好时可到山坡上呐喊，女人心情不好时可去哭泣"，还可以找亲朋好友促膝谈心。当你把忧愁向人倾诉时，忧愁便消去了一半，把心里的"苦水"倒出来，心中自然就会有轻松的感觉。必要时还要请心理医生进行疏导，疏导者的态度要诚恳友善，对不同情况的患者，采用恰当的方法进行开导和劝勉。

中国传统养生学对疏导疗法早就有精辟的论述："怒则悦之，悲则和之，忧则宽之"，并认为七情之间可以相互制约："悲胜怒，恐胜喜，喜胜忧，思胜恐，怒胜思。"疏导者可以对患者讲述一些对应其不良情绪并能使之消减的事情，比如对发怒者可讲一些能引起悲哀心理体验的事情，有助于怒的平息。此外，默念"嘘"字可以止怒，默念"呵""嘻"二字可以去烦。

（6）信心疗法。信心对于事业的成功至关重要，对于战胜疾病也同样重要。一位美国医学研究人员嘱咐一名喉癌患者：每天都想像自己体内的淋巴细胞大军在围歼癌细胞，结果这名患者奇迹般地痊愈了。这位研究人员用此方法帮助许多病人战胜了癌症。中国传统养生学把倡导"我善养吾浩然之气"作为延年益寿的一种方法，并认为"勇者气行则已，怯者则著而为病也"。勇者能克服困难，勇者同样能战胜疾病，勇敢的人开朗、乐观、积极向上，免疫系统功能较强。心理不健康、情绪沮丧可以导致疾病；而精神振奋、信心饱满可以战胜病患。

（7）音乐疗法。音乐有明显的调节情绪的作用。节奏轻快、旋律优美的乐曲，让人感到心情舒畅、精神焕发，而悠扬抒情的乐曲具有松弛肌肉、镇静、催眠的功效，若能够边弹奏边吟唱，则情趣更浓，能帮助人排解心中的郁闷。

（8）体育疗法。运动时大脑内产生的内啡肽能使人精神振奋、心情愉悦，所以说，情绪不好时跑步去。最好去户外运动，亲近大自然，呼吸新鲜空气，沐浴在阳光下，可缓解精神压力，让人轻松。还可以去赛场观看体育比赛，运动员的拼搏精神及竞赛技巧，以及啦啦队的助威呐喊，都能使人的精神为之一振。

（9）放松疗法。美国的一位学者称："放松是焦虑的天敌。"哈佛医学院教授赫伯特·本森（Herbert Benson）著《放松疗法》（*The Relaxation Response*）一书，认为静坐者能够达到更沉静、更快乐的境界，增进满足感，增强免疫功能，舒缓精神压力，且能治疗与压力相关的疾病。中国传统养生学所讲的医疗气功的核心内容是神静体松，意守某景某物或脐下区域

（下丹田），呼吸均匀自然。进入了静松境界，就能忘却忧愁烦恼，让大脑得到充分休息，片刻之后，会感到头脑清晰，全身轻松，精神面貌焕然一新。

（10）穿衣疗法。美国心理学家杰克·布朗称，适当地选择衣着，常有改善情绪的功效，称心的衣服会让人感到舒适。在情绪欠佳的日子里不要穿容易发皱的衣服，易皱的衣服让人看起来一团糟，心理上会产生一种很不舒服的感觉，也不要穿硬质衣料做的衣服，它会让你感到僵硬与不快，此时最好穿质地柔软如针织、棉布、羊毛等衣料做的衣服。情绪低落时，不要穿紧身而狭窄的衣服，狭窄会造成压迫感，此时应该穿宽松的服装，会让人感到轻松，使不良情绪得以缓解。情绪不佳时，不系领带可以减轻被束缚的感觉，对女性而言，则要避免穿窄裙、连裤袜或束腰的服装，尤其不要穿紧身牛仔裤，这样可以减轻精神上的压抑感。

英国心理学家宾尼博士指出，凡平时最喜欢穿的衣服，穿到身上会感到舒适，郁郁寡欢的心情也随之消散，如果那是一件穿了很久的衣服，还可使人回忆起某一特定时空的感受，让人回想过去的欢乐，情绪则为之好转。

（11）园艺疗法。园艺疗法已在全世界推广，患者不仅可观赏花草树木，并且可以亲手种植。在家里养几盆花，不仅使居室美观，空气新鲜，而且让人心情愉悦。中国传统养生学早就认为，山清水秀、鸟语花香、空气清新、环境优雅，对心身有益。孙思邈主张居处要"背山临水，气候高爽"，"山林深处，固是佳地"。古埃及的医生把在园林散步作为治疗精神障碍的一种方法。如果有条件，还可参加田间耕作，从种植、田间管理,到最终收获,全过程脑体并用,既亲近了大自然,又获得了充实感。

（12）笑。笑能调节心理,笑也是一种运动。哈哈大笑时,胸廓扩张,吸入更多氧气;隔肌上下运动,对腹部内脏起到按摩作用。美国一位心理学教授认为,会不会笑,是衡量一个人能否适应周围环境的尺度。微笑能赢得友谊,俗话说:"笑一笑,少一少;恼一恼,老一老。"但笑也要遵循"中庸",中医云"多笑则伤脏","大乐气飞扬",笑的声音不宜过大,持续时间不宜过长,内心愉悦,就会笑得自然。

（13）幽默风趣,以愉悦的方式表达真诚、大方和善良,它像一座桥梁,能拉近人与人之间的距离,使人际关系和谐,幽默还能增添战胜困难、疾病的力量。

（14）顺乎自然。中国传统养生学主张,衣食住行要随春夏秋冬的气候变化而变化,心理也要顺应客观事物的变化。"未事不可先迎,遇事不可过忧,既事不可留住,听其自来,应以自然,任其自去。""物来顺应,事过心宁。""过去的留不住,未来的难预测,守住现在,当下即是。"日本学者所著《森田心理疗法》一书的中心内容也是主张一切要顺乎自然,要接受年龄、地位、经济及家庭状况的变化,病人应面对患病的现实,在不断变化的环境中,始终保持轻松淡定,不要抱怨或沮丧。

（15）知足常乐。为了幸福而追求爱情,为了生活得好一些而追求较好的职业和待遇,这些都是正常的,无可非议的,但物质和精神的追求,不能无边无际,永不满足,尤其对于离退休者,昨日已成过去,不要与比自己"高"的人攀比,俗话说:"比上不足,比下有余","前面是坐轿的,我是骑马的,后面还有走路的。"每个人的一生都有成功之处,都有过幸运时光,如今你的生命还在延续,这就是最大的幸运。老子说:"祸莫大于不知足,咎莫大于欲得,故知足之足常足矣","乐莫大于无忧,富莫大于知足"。古人还叹曰:"臣闻天地之性,惟人为贵。人之所贵,莫贵于生。唐荒无始,劫运无穷,人生期间,忽如电过,每一思此,罔然心热,生不再来,逝不可追,何不抑情养性,以自保惜。"《红楼梦》里有这样一段话:"世上都晓神仙好,只有金银忘不了。终朝只恨聚无多,及到多时眼闭了。"俄国作家雷洛夫说:"贪心的人想把什么都弄到手,结果什么都失掉了。"拉丁谚语告诫:"把握住今天。"我们要珍惜每一天,充实、愉快地过好每一天,因为每一天都是我们余下生命的第一天。

第八篇 中国传统养生学派简介

历代有关传统养生学的记载，未见"学派"之叙述。传统养生学源远流长，诸多名医名家在医疗养生实践中，也多兼收并蓄，但从学术源流探究，却各有体系。为了系统整理传统养生的理论，深入研究传统养生的法则，继承发扬传统养生的特色，《传统老年医学》一书将中国传统养生学分为静神、动形、固精、调气、食养、药饵六个学派，简介如下：

一、静神学派

中医认为精神是生命活动的主宰，是生命存亡的根本。中医所谓"神"，主要是指精神思维活动。"静神以养生"的思想，始倡于老子、庄子，其学派形成于秦汉，后世续有补充和发展。静神学派认为，神是生命的主宰，宜于清静内守，而不宜躁动妄耗。主张从少私寡欲、抑目静耳、调摄情志、顺应四时、常练静功等方面，保持神气的清静，促进人体健康，延年益寿。

《素问·灵兰秘典论》里说："心者，君主之官也，神明出焉。"

《养生三要·存神》里说："聚精在于养气，养气在于存神，神之于气，犹母之于子也，故神凝则气聚，神散则气消，若宝惜精气而不存神,是茹其华而妄其根矣。"

《内经》里说:"主明则下安,以此养生则寿,殁世不殆……主不明则十二官危。"

中医著作指出:神气易动难静。

《灵枢·本神》里说:"两精相搏谓之神,随神往来者谓之魂,并精而出入者谓之魄,所以任物者谓之心,心有所忆谓之意,意之所存谓之志,因志而存谓之思,因思而远慕谓之虑,因虑而处物谓之智。"指出神、魂、魄、意、志、思、虑及智等人体生命活动及精神思维的全过程,均属神气所主。

《养生肤语》里说:"今人作文神去,作事神去,好色神去,凡动静运用纷纭,神无不去。"神去则动,何如能静。

《养生引导术·呼吸》里说:"心如猿,意如马,动而外驰,不易安定。"

中医著作指出:神宜清静内守。

老子在《道德经》里说:"清静为天下正","静为躁君","致虚极,守静笃","淡然无为,神气自满,以此为不死之药","见素抱朴,少私寡欲"。

《庄子·天道》里说:"水静犹明,而况精神","虚静恬淡,寂寞无为"。

《庄子》里说:"居将盈嗜欲,长好恶,则性命之情病矣。"

《庄子·刻意》里说:"纯粹而不杂,静一而不变……夫恬淡寂寞,虚无无为,此天地之平而道德之质也。故曰:圣人休休焉则平易矣,平易则恬淡矣。平易恬淡则忧患不能入,邪气不能袭,故其德全而神不亏。"

《内经》里说:"恬淡虚无,真气从之,精神内守,病安从来。""内无思想之患，以恬愉为务，以自德为功，形体不敝，精神不散，亦可以百数。"

《素问病机气宜保命集》里说："神大用则劳，其藏在心，静以养之。"

《素问·痹论》里说："静则神藏，躁则消亡。"

《养生论》里说："神躁于中，而形丧于外，犹君昏于上，国乱于下也。"

《淮南子·原道训》里说："人生而静，天之性也。""夫精神气志者，静而日充者以壮，躁而日耗者以老。"

《养生论》里说："修性以保神，安心以全身。""爱憎不栖于情，忧喜不留于意，泊然无感。"

《中经》里说："静者寿，躁者夭。"

《养性延命录》一书主张"和心，少念，静虑，先去乱神犯性之事"。

《千金要方·道林养性》中提出"少思，少念"以静神，反对"多思，多念"而扰神。

《养生四要》一书提出："慎动，人之性常静"，"心常清静则神安，神安则精神皆安，以此养生则寿，殁世不殆"，"心劳则神不安，神不安则精神皆危"，"正养此心，使之常清常静"。

《老老恒言》里说："养静为摄生首务。"

中医著作还指出："静"并不是绝对的静，静中有动。

《老老恒言》里说："心不可无所用，非必如槁木，如死灰，方为养生之道。""静时固戒动，动而不妄动，亦静也。"

《淮南子》里说："以中制外，百事不废。中之得，则五脏宁。"

《素问·经脉别论》里说："勇者气行则已,怯者则著而为病也。"说明神气的壮懦,与发病有密切关系。

《寿亲养老新书》引用孟子的话:"我善养吾浩然之气",即面对困难,疾病,不惧怕,要有信心去战胜它。

那么,我们在平时的生活中,怎样才能做到清静养神呢?主要的方法有:

1. 少私寡欲

老子所著《道德经》主张"少私寡欲"。《内经》主张"志闲而少欲"。

《养生论》里说:"清虚静泰,少私寡欲,知名位之伤德,故忽而不营,非欲而强禁也。"

《医学入门·保养说》里讲:"若不识尽天年,度百岁乃去,机括虽终日闭目,只是一团私意,静亦动也;若识透天年百岁之有分限节度,则事事循理,自然不贪不躁不妄,斯可以却未病而尽天年矣。"

《太上老君养生诀·养生真诀》里说:"且夫善摄生者,要先除六害。何者是也? 一者薄名利,二者禁声色,三者廉货财,四者损滋味,五者除佞妄,六者去嫉妒。六害不除,万物纠心,神岂能静?"

《遵生八笺》里说:"人能安所遇而遵所生,不以得失役吾心,不以荣辱劳吾形,浮沉自如,乐天知命……知恬逸自足者,为得安乐本。"

2. 抑目静耳

《燕居》一书认为:"少视听,寡言笑,俱是宁心养神良方也。"

《千金翼方·养老大例》里说:"养老之要,耳无妄听,口无妄言,身无妄动,心无妄念,此皆有益老人也。"

3. 调摄情志

(1) 常乐观。

《管子·内业》里说:"凡人之生也,必以其欢,忧则失纪,怒则失端,忧悲喜怒,道乃无处。"

《内经》提出"以恬愉为务"。

《淮南子》主张"和愉",认为"性有以乐也"。

《遵生八笺》里说:"安神宜悦乐。"

《素问·举痛论》里说:"喜则气和志达,营卫通利。"

《类修要诀》里说:"笑一笑,少一少;恼一恼,老一老。"

(2) 和喜怒。

《灵枢·本神》里说:"喜乐者,神惮散而不藏。……盛怒者,迷惑而不治。"

《嵇康集·养生论》里说:"喜怒悖其正气。"

《彭祖摄生养性论》里说:"喜怒过多,神不归室。"

《养性延命录》一书主张"少喜,少怒"。

(3) 节思虑。

《嵇康集·养生论》里说:"思虑消其精神"。

《灵枢·本神》里说:"怵惕思虑则伤神。"

《彭祖摄生养性论》里说:"切切所思,神则败。"

《养生肤语》里说:"人之致思发虑,致一思,出一神,注一念,出一神,如火分焉。火愈分油愈干火愈小,神愈分精愈竭神愈少。"

《类修要诀》主张"少思少虑以养其神"。

（4）去忧悲。

《灵枢·天年》里说："六十岁,心气始衰,苦忧悲。"

《彭祖摄生养性论》里说："积忧不已,则魂神伤矣。"

《养性延命录》里说："多愁则心摄。"

4. 顺应四时

庄子云："动以天行。"即神气的活动要符合自然界变化的规律。

《内经》指出："春三月主生,应当以使志生;夏三月主长,应当使志无怒;秋三月主收,应当使志安宁,收敛神气;冬三月主藏,应当使志若伏若匿,使志藏神。"

《素问病机气宜保命集·摄生论》里说："饮食者养其形,起居者调其神……顺四时起居法,所以调其神也。"

5. 常练静功

《素问·上古天真论》里说："呼吸精气,独立守神。"

《养生四要》里说："人之学养生,曰打坐,曰调息,正是主静功夫。但要打坐调息时,便思要不使其心妄动,妄动则打坐调息都只是搬弄,如何成得事。"

二、动形学派

形,指形体,包括人体的脏腑及皮肉、筋骨、血脉等组织。"动形以养生"的思想,提出于《吕氏春秋》,其学派则形成于汉唐,后世又不断有所创新和发展。动形学派认为,形体是生命的宅宇和依凭,形体动则脾胃健运,精气周流,生命力旺盛而不衰。主张用劳动、舞蹈、散步、导引、按跷等方法,以动形防病,健身延年。

《吕氏春秋》一书首先明确提出了"动形"的主张,书中说:"流水不腐,户枢不蠹,动也。形气亦然。形不动则精不流,精不流则气郁。"

《灵枢·本脏》里说:"五脏皆坚者,无病;五脏皆脆者,不离于病。"

《医先》里说:"若形坏则神不存,神离则形不固。形譬灯缸盛油,神譬灯油燃火,摇翻灯缸则灯油泻,炙干灯油则灯缸裂,必形与神俱。"

《素问·上古天真论》里说:"形与神俱"才能"尽终其天年,度百岁而去",强调"形体不敝,精神不散,亦可以百数"。

《灵枢·天年》里说:"五脏坚固,血脉和调,肌肉解利,皮肤致密,营卫之行,不失其常,呼吸微徐,气以度行,六腑化谷,津液布扬,各如其常,故能长久。"

《景岳全书·治形论》里说:"吾之所赖者唯形耳,无形则无吾矣,谓非人之首务哉。"并强调"善养生者,可不先养此形以为神明之宅?"

《遵生八笺·延年却病笺》里说:"……运体以却病,体活则病离。"

《寿世保元·饮食》里说:"养生之道,不欲食后便卧及终日稳坐,皆能凝结气血,久即损寿。"

《颜习斋言行录》里说:"一身动则一身强。"

《后汉书·华佗传》里说:"动摇则谷气得消,血脉流通,病不得生。"

《千金要方》里说:"食毕当行步踌躇,计使中数里来。行毕使人以粉摩腹上数百遍,则食易消,大益人,令人能饮食,无百病。"

动形学派同时强调，活动量不宜太大。

《保生要录》里说："每日频行"，"乘闲便作"，"形要小劳，无至大疲"。

《养性延命录·食诫》里说："人欲小劳，但莫至疲及强所不能堪胜耳……有所修为快也，故流水不腐，户枢不朽蠹，以其劳动数故也。"

动形的主要方法有：

（1）劳动。《后汉书·华佗传》里说："人体欲得劳动，但不当使极耳。"

（2）舞蹈。《吕氏春秋·古乐篇》里说："舞以宣导之"，以预防"民气郁阏而滞着，筋骨瑟缩而不达"。《红炉点雪》里说："舞蹈所以养血脉。"

（3）散步。《素问·四气调神大论》里说："夜卧早起，广步于庭。"《千金翼方·养性》里说："鸡鸣时起……四时气候和畅之日，量其时节寒湿，出门行三里二里，及三百二百步为佳，量力行，但无令气乏气喘而已。亲故邻里来相访门，携手出游百步。"《老老恒言》里说："散步者，散而不拘之谓，且行且立，且立且行，须得一种闲暇自如之态"，"步主筋，步则筋舒而四肢健"。认为饭后"缓行数百步，散其气而输其食，则磨胃而易腐化"，睡前"绕室行千步，始就枕。是以动求静，有助于安眠"。

（4）导引。导引是一种以肢体运动与呼吸运动相结合的健身方法。

《庄子·刻意》讲到一种导引养生之法"熊经鸟申"，状如熊之攀枝，鸟之伸脚。

《后汉书·华佗传》里说："我有一术,名五禽之戏,一曰虎,二曰鹿,三曰熊,四曰猿,五曰鸟。亦以除疾,兼利蹄足,以当导引。"

《老老恒言》编录:"卧功五段,立功五段,坐功十段","老年惟久坐、久卧不能免,须以导引诸法,随其坐卧行之,使血脉流通,庶无此患。"

《外台秘要》记载"养生导引法"。

《千金要方》收载了"天竺国按摩法"。

《保生要录》自编"导引十二法"及"导引却病歌诀"。

1975年在湖南长沙马王堆三号汉墓出土的文物中,就有一幅画有静坐、伸臂、屈膝、抱腿、下蹲等各种姿势的导引图的帛画,其中还有"熊经"、"鹞背"的具体形象。

(5)按跷。《内经》里说:"中央者,其地平以湿……故其病多痿厥寒热,其治宜导引按跷。按,谓抑按皮肉;跷,谓捷举手足。"《圣济总录·按摩》里说:"凡小有不安,必按摩捼捺,令百节通利,邪气得泄。"《洗心篇·修养宜行外功》里说:"外功有按摩导引之法,所以行血气,利关节,辟邪于外,使恶气不得入吾身中耳。语云:'流水不腐,户枢不蠹,人之形体亦犹是也。'故延年却病,以按摩导引为先。"

我国传统养生学中的按摩方法丰富多彩,可分为道家、医家、佛家三派。道家重视按摩头面部,叩齿、摩目、按耳、擦面等,谓"子欲不死修昆仑",昆仑即头面部。医家重视按摩穴位,如按摩三里、肾俞、涌泉等穴位。佛家重视按摩腹部,按摩肾俞、涌泉能补肾固精,按摩三里穴能强脾健胃,揉腹可通肠胃、助消化、防治便秘等。

三、固精学派

"固精以养生"的思想,提出于《管子》,其学派则形成于秦汉之际,后世均有发展。固精学派认为,精是构成人体及促进人体生长发育的基本物质。精,即阴精,包括脏腑之精在内,其中肾脏所藏之精,对人体最重要。精是生命的基础,它贵于充盈固秘而又难成易亏。固精学派主张通过固摄阴精,预防人体衰老,主张以收心神、节情欲、调七情、省操劳等,保养阴精,延年益寿。

《管子·内业》里说:"精存自生,其外安荣,内脏以为泉源。浩然和平,以为气渊,渊之不涸,四体乃固,泉之不竭,九窍遂通,乃能穷天地,被四海。"

《灵枢·经脉》里说:"人始生,先成精,精成而脑髓生,骨为干,脉为营,筋为刚,肉为墙,皮肤坚而毛发长。"说明人的生长必从精始,由精而后生成身形五脏,皮肉筋骨脉等。

《素问·金匮真言论》里说:"夫精者,身之本也。故藏于精者,春不病温。"

《三元参赞延寿书》里说:"方其湛寂,欲念不兴,精气散于三焦,华荣百脉。及欲想一起,欲火炽燃,翕摄三焦精气流溢,并从命门输泻而去,可畏哉!"

《素问玄机原病式·六气为病·火类》里说:"是以精中生气,气中生神,神能御其形也。由是精为神气之本,形体之充固则众邪难伤,衰则诸病易染。"

《类经》里说:"精不可竭,竭则真散。盖精能生气,气能生神,营卫一身,莫大乎此。故善养生者,必宝其精,精盈则气盛,气盛则神全,神全则身健,身健则病少,神气坚强,老而益壮,皆本乎精也。"

《素问·六节脏象论》里说:"肾者主蛰,封藏之本,精之处也。"

《灵枢·海论》里说:"髓海有余,则轻劲多力,自过其度;髓海不足,则脑转耳鸣,胫酸眩冒,目无所见,懈怠安卧。"

《素问·上古天真论》里说:"肾者主水,受五脏六腑之精而藏之,故五脏盛乃能泻。"又云:"醉以入房,以欲竭其精,以耗散其真,不知持满",致"半百而衰"。

《内经》里说:"年至四十,阴气自半而起居衰矣。男子六十四岁而精绝,女子四十九岁而经断。夫以阴其之成,止供给得三十年之视听言动,已先亏矣。人之情欲无涯,此难成易亏之阴气,若之何而可以供给也。"

《养性延命录》里说:"上士别床,中士易被,服药百裹,不如独卧。"

《金匮要略》里说:"房室勿令竭乏。"

《千金翼方·养性禁忌》里说:"苟能节宣其宜适,抑扬其通塞者,可以增寿。"

《外台秘要·素女经四季补益方七首》里说:"众人同有阴阳为身,各皆由妇人夭年损寿……心贪女色,犯之竭力,七伤之情,不可不思,常能审慎,长生之道也。"

《吕氏春秋》里说:"知早涩则精不竭。"

《抱朴子·释滞》里说:"欲求神仙,唯当得至要,至要者在于宝精行气。"

《养性延命录·服气疗病篇》里说:"神者精也,保精则神明,神明则生长。精者血脉之川流,守骨之灵神也。精去则骨枯,骨枯则死矣,是以为道务实其精。"

《千金要方·养性序》认为:"王侯之宫,美女兼千,卿士之家,侍妾数百,昼则以醇酒淋其骨髓,夜则房室输其血气,耳听淫声,目乐邪色"是"当今少百岁之人"的原因。

《格致余论·阳有余阴不足论》里说:"心动则相火亦动,动则精自走,……所以圣贤只是教人收心养心,其旨深矣。善摄生者,……亦宜暂远帷幕,各自珍重,保全天和。"

《寡欲论》告诫老年人要"急远房帷,绝嗜欲"。

《摄生三要》一书把"聚精"列为摄生三要之首,并认为"聚精之道,一曰寡欲,二曰节劳,三曰息怒,四曰戒酒,五曰慎味"。

阴精贵充盈固秘,但男女之欲亦符合阴阳之理,主要在于不使其过耳。

《抱朴子·释滞》里说:"人复不可都绝阴阳,不交则坐致壅遏之病,故幽闭怨旷,多病而不寿也。任情肆意,又损年命,唯有得其节宣之和,可以不损。"

《三元参赞延寿书·天元之寿精气不耗者得之》里说:"男女居室,人质大伦,独阳不生,独阴不成。人道有不可废者。"同时强调"元气有限,人欲无涯。火生于木,祸发必克。尾闾不禁,沧海以竭。守夫子在色之戒,及其老也,则当寡欲闲心",如是"而可以得天元之寿矣"。

固精的主要方法有:

1. 收心神以息相火妄动

《格致余论·阳有余阴不足论》里说:"主闭藏者肾也,司疏泄者肝也,二脏皆有相火,而其系上属于心。心,君火也,为物所感则易动,心动则相火亦动,动则精自走,相火翕然而起,虽不交会,亦暗流而疏泄也。所以圣贤只是教人收心养心,其旨深矣。"

《类经》里说:"今之人,但知禁欲即为养生,殊不知心有妄动,气随心散,气散不聚,精逐气亡,……断欲不如断心,心为功曹,功曹若止,从者都息,邪心不止,断阴何益?此言深得制欲之要,又足为入门之一助也。"

《养生肤语》里说:"心为精主,意为气马,心驰意动,则精气随之行,故正心诚为中心柱子。"

2. 节情欲以防阴精妄耗

《泰定养生主论·论童壮》里说:"孔子曰:'人之少也,血气未定,戒之在色。'古法以男三十而婚,女二十而嫁。又当观其血色强弱而抑扬之,察其禀性淳漓而权变之。"

《寿世保元·保生杂志》里说:"男子破阳太早则伤其精气,女子破阴太早则伤其血脉。"

《养生四要》里说:"少之时,气方盛而易溢,当此血气盛,加以少艾之慕,欲动情胜,入节无度,譬如园中之花,早发必先瘁也,况禀受怯弱者乎。"

《真人养生铭》里说:"不得偏耽嗜,春夏少施泄,秋冬固阳事,独卧是守真。"

《格致余论·阳有余阴不足论》里说:"于夏必独居。"

《千金要方·房中补益》里说:"二十者,四日一泄;三十者,八日一泄;四十者,十六日一泄;五十者,二十日一泄。"

《泰定养生主论·论童壮》强调:"其人弱者,更宜慎之。"

《千金要方·房中补益》里说："凡觉阳事辄动,必谨而抑之,不可纵心竭意,以自贼也。凡人气力有强盛,过人者,亦不必抑忍而不泄。"

《寿世保元·保生杂志》里说："年高之人,血气既弱,阳事辄盛,必慎而抑之。不可纵心恣意,一度一泄,一度火灭,一度增油。若不泄制而纵欲,火将灭,更去其油。"

《泰定养生主论·论衰老》里说："六十者,当闭固勿泄也。"

《老老恒言·防疾》里说："老年断欲,亦盛衰自然之道。损之爻辞曰'窒欲'是也,若未也,自然反成勉强,则损之又损,必至损年。"

3. 调七情以防阴精暗伤

《摄生三要·存精》里说："怒则伤肝相火动,动则疏泄者用事,而闭藏不得其职,虽不及合,亦暗流而潜耗矣,是固当息怒。"

《素问·举痛论》里说："恐则精却","恐伤肾"。

4. 省操劳以防耗血伤精

《摄生三要·聚精》里说："精成于血,不独房室之交损吾之精,凡日用损之事,皆当深戒。如目劳于视则血以视耗,耳劳于听则血以听耗,心劳于思则血以思耗,吾随事而节之,则血得其养而与日俱积矣,是故贵节劳。"

《养性延命录·教诫篇》里说："神大用则竭,形大劳则毙,神形早衰,欲与天地长久,非所闻也。""少思少念,少欲少事,少语少笑,少愁少乐,少喜少怒,少好少恶,行此十二少,养生之都契也。"

四、调气学派

中医所谓"气",指人体的真气,又名正气,包括元气、营气、卫气、脏腑之气等。"调气以养生"的思想,始萌于《管子》,其学派形成于汉唐,发展于后世诸家。调气学派认为,气贵运行不息,升降有常,主张以慎起居、顺四时、戒过劳、防过逸、调饮食、和五味、和七情、省言语、习吐纳、行导引等,调养其气,以促进健康和长寿。

《管子·内业》里说:"搏气如神,万物备存。"

《类经》里说:"夫生化之道,以气为本,天地万物,莫不由之,全赖此气……在天为气,在地为形,形气相感而化生万物矣。"

《素问玄机原病式·六气为病·火类》里说:"夫气者,形之主,神之母,三才之本,万物之元,道之变也。……大道无形,非气不足以长养万物,由是气化则物生,气变则物易,气盛则物壮,气弱则物衰,气正则物和,气乱则物病,气绝则物死。"

《脾胃论·省言箴》里说:"气乃神之祖,精乃气之子,气者精神之根蒂也,大矣哉! 积气以成精,积精以全神,必清必静,御之以道,可以为天人矣。"

《养生肤语》里说:"人生天地间,虽可见者形,所以能长久者气。"

《素问遗篇·刺法论》里说:"正气存内,邪不可干。"

《寿亲养老新书·保养》里说:"善养生者,保守真气,外邪客气不得而干之。"

《灵枢·本脏》里说:"卫气者,所以温分肉,充皮肤,肥腠理,司开合者也。"

《医门法律·营卫论》里说:"阳气破散,阴气乃消亡,是卫气者保护营气之金汤也,谓审察卫气为百病母,是卫气者出纳病邪之喉舌也。"

《灵枢·脉度》里说:"气之不得无行也,如水之流,如日月之行不休。"

《子华子·北宫意问》里说:"营卫之行,无失厥常,六腑化谷,津液布扬,故能长久而不敝。"

《医学入门·保养说》里讲:"元气流行者寿,元气滞者夭。"

《素问玄机原病式·火类》里说:"人之眼、耳、鼻、舌、身、意、神识能用者,皆由气升降出入之通利也。有所闭塞者,不能为用也。"

元气决定着人体的寿夭,诸气之中,元气最为重要。元气源于先天,是先天父母之精所化,又赖后天水谷精气的营养而不断滋生补充。

《素问·上古天真论》里说:"帝曰:'有其年已老而有子者,何也?'歧伯曰:'此其天寿过度,气脉常通,而肾气有余也。'"

《论衡·气寿篇》里说:"夫禀气渥则体强,体强则命长。气薄则其体弱,体弱则命短,命短则多病寿短。"

《素问病机气宜保命集·素问元气五行稽考》里说:"元气故藏,富贵寿考","察元气,定寿夭。"

《医学源流论》里说:"人之寿命,当其受生之时,已定分焉。所谓定分者,元气也。"

《论衡·气寿篇》里说："若夫强弱寿夭皆以百为数,不至百者,气自不足也。"

《导引》里说:"人之有是形也,因气而荣,因气而病。"

《圣济总录》里说:"万物壮老,由气盛衰。"

《寿亲养老新书·保养》里说:"人由气生,气由神住,养气全神,可得真道。凡在万物之中,所保者莫先于元气。"

《遵生八笺·延年却病笺》里说:"故人之所生,神依于形,形依于气,气存则荣,气败则灭,形气相须,全在摄养。"

《医学源流论》里说:"终身无病者,待元气之自尽而死,此所谓终其天年者也。至于疾病之人,若元气不伤,虽病甚不死。元气或伤,虽病轻亦死。"

调气方法如下:

1. 慎起居,顺四时

《素问·生气通天论》里说:"苍天之气,清静则志意治,顺之则阳气固,虽有贼邪,弗能害也,此因时而序。……失之则内闭九窍,外壅肌肉,卫气散解,此谓自伤,气之削也。"

《千金要方·道林养性》里说:"冬时天地气闭,血气伏藏,人不可作劳出汗,发泄阳气,有损于人也。"

《遵生八笺·清修妙论笺》里说:"伏阴在内冬三月,切忌汗多阳气泄。"

顺四时还包括一日之中的适应:

《素问·生气通天论》里说:"阳气者,一日而主外,平旦人气生,日中阳气隆,日西而阳气已虚,气门乃闭。是故暮而收拒,无扰筋骨,无见雾露,反此三时,形乃困薄。"

《医门法律·营卫论》里说:"养卫者,服天气而通神明。

每至日西,身中阳气乃闭,即当加意谨护,勿反开之。"

2. 戒过劳,防过逸

《医学入门·保养说》里讲:"人至中年,肾气日衰,加之逸欲,便成虚损。"

《素问·腹中论》里说:"若醉入房,中气竭肝伤,故月事衰少不来也。"

《素问·举痛论》里说:"劳则气耗","思则气结"。

《脾胃论·脾胃将理法》里说:"劳则阳气衰。"

《类经》里说:"心有妄动,气随心散。"

但也不要过逸,过逸往往会造成气机郁滞:

《素问·宣明五气篇》里说:"久卧伤气,久坐伤肉","久卧则阳气不伸,故伤气。久坐则血脉滞于四体,故伤肉。"

《养性延命录·食诫篇》里说:"养性之道,不欲饱食便卧及终日久坐,皆损寿也。"

3. 调饮食,和五味

《素问·至真要大论》里说:"夫五味入胃,各归所喜。……久则增气,物化之常也,气增而久,夭之由也。"

《寿亲养老新书·饮食调治》里说:"高年之人,真气耗竭,五脏衰弱,全仰饮食以资血气,若生冷无节,饥饱失宜,调停无度,动成疾患。"

《彭祖摄生养性论》里说:"不欲过饥,饥则败气。"

《老老恒言·饮食》里说:"太饥伤脾,太饱伤气,盖脾借于谷,饥则脾无以运而脾虚;气转于脾,饱则脾过于实而滞气。"

《养生肤语》里说:"人生食用最宜加谨,以吾身中之气,由之而升降聚散耳。何者?多酒饮则气升,多茶饮则气降,多肉食谷食则气滞,多辛则气散,多咸食则气坠,多甘食则气积,多酸食则气结,多苦食则气抑。修真之士,所以调燮五脏,流通精神,全赖酌量五味,约省酒食,使不过则可耳。"

4. 和七情,省言语

《素问·阴阳应象大论》里说:"人有五脏化五气,以生喜、怒、悲、忧、恐,故喜怒伤气。"

《素问·举痛论》里说:"怒则气上,喜则气缓,悲则气消,恐则气下,……惊则气乱,……思则气结。"

《红炉点雪·痰火禁忌》里说:"戒暴怒,夫气贵顺而不贵逆,顺则百脉畅利,逆则四体违和。"

《摄生三要·养气》里说:"气欲柔不欲强,欲顺不欲逆,欲定不欲乱,欲聚不欲散,故道家最忌嗔心。嗔心一发,则气强而不柔,逆而不顺,乱而不定,散而不聚矣。"

《老老恒言·戒怒》里说:"人借气以充其身,故平日在乎善养。所忌最是怒。怒心一发,则气逆而不顺,窒而不舒,伤我气,即足以伤我身。老年人虽事值可怒,当思事与身孰重,一转念间,可以焕然冰释。"

《红炉点雪·痰火禁忌》里说:"忌忧郁,夫气贵舒而不贵郁,舒则周身畅利,郁则百脉违和。故曰喜则气缓,然缓者,固有徐和畅利之义,但不及太过,皆能致息愆期,而况忧思郁结,宁不滞气乎?"

中医养生,主张少语,言为心声,声由气发。

《千金要方·道林养性》主张"少语",认为"多语则气乏"。

《脾胃论·远欲论》里说:"省语以养气。"

《省言箴》里说:"切记省言而已。"

5. 习吐纳，行导引

吐纳，即吐故纳新，是以调整呼吸为主的一种养生方法；导引，则是以摇肢节、动筋骨为主的一种养生方法。

《千金翼方·养老食疗》里说："非但老人须知服食将息节度，极须知调身按摩，摇动肢节，导引行气。"

《素问病机气宜保命集》里说："吹嘘呼吸，吐故纳新，熊经鸟申，导引按跷，所以调其气也；平气定息，握固凝想，神宫内视，五脏昭彻，所以守其气也。"

《养性延命录》中有"服气疗病"及"导引按摩"专篇，记载了"呼气六法（吹、呼、嘻、呵、嘘、嘶）"和《导引经》的导引法等内容。

五、食养学派

食养学派，是指通过饮食调节，促进健康，延年益寿。食养学派的形成，源于《内经》"饮食有节，谨和五味"等思想，经过历代医学家充实发展，内容极其丰富，时至今日，对于防病治病、保健养生仍然具有重要意义。

《内经》一书首先提出："饮食自倍，脾胃乃伤"，"谨和五味"。

《遵生八笺·饮馔服食笺》里说："饮食，活人之本也，是以一生之中，阴阳运用，五行相生，莫不由于饮食，故饮食进则谷气充，谷气充则血气盛，血气盛则筋力强"，"由饮食以资气，生气以益精，生精以益气，气足以生神，神足以全身，相须以为用者也。人于日用养生，务尚淡薄，勿令生我者害我，俾五味得为五内赋，是得养生道矣"，"制而用之有法，神而明之在人"，

"以为却病延年之助,惟人量已"。

《千金翼方·养老食疗》里说:"安身之本,必须于食","不知食宜者,不足于全生"。

《千金要方·食疗序论》里说:"食能排邪而安脏腑,悦神爽志以资血气。"

《素问·脏气法时论》里说:"五谷为养,五果为助,五畜有益,五菜为充,气味和而服之,以补精益气。"

《素问·生气通天论》里说:"是故谨和五味,骨正筋柔,气血以流,腠理以密,如是则骨气以精,谨通如法,长有天命","谷不入,半日则气衰,一日则气少也。"

但是饮食必须节制、调和。

《寿世保元·饮食》里说:"谷肉菜果中,嗜而欲食之,必自裁制,勿使过焉,则不伤其正。或有伤于食,必先问其人,或因喜食而多食之耶,或因饥饿而急食之耶,或因人勉强劝而强食之耶,或因病后宜禁之物而误食之耶。"又云:"善养生者养内,不善养生者养外,养内者以恬脏腑,调顺血脉,使一身之流行冲和,百病不作;养外者恣口腹之欲,极滋味之美,穷饮食之味,虽肌体充腴,容色悦泽而酷烈之气,内蚀脏腑,精神虚立,安能保全太和,于臻遐龄。"庄子曰:"人之所取畏者,衽席之上,饮食之间。而不知为之戒者,过也。"

《千金要方·道林养性》里说:"是以善养性者,先饥而食,先渴而饮,食欲数而少,不欲顿而多","莫强食","每食不用重肉,喜生百病,常须少食肉,多食饭,及少菹菜","须知一日之忌,暮无饱食,一月之忌,晦无大醉"。

《素问·生气通天论》里说:"因而饱食,筋脉横解,肠澼为痔,因而大饮则气逆。"

《千金翼方·养老食疗》里说:"老人肠胃皮薄,多则不消,彭亨短气,必致霍乱","老人所以多疾者,皆由少时春夏取凉过多,饮食太冷。"

《内经》里说:"五味入味,各归所喜","五味调和,则五脏得养","谨和五味,食欲有节"。

《金匮要略·果实菜谷禁忌并治》里说:"凡饮食滋味,以养子生,食之有妨,反能为害,若得宜则益体,害则成疾。"

《千金要方·序论》里说:"凡常饮食,每令节俭","若贪味多餐,临盘大饱,食讫觉腹中彭亨短气,或致暴疾","厨膳勿使哺肉丰盈,常令俭约为佳。"

《千金要方·道林养性》里说:"咸则伤筋,酢则伤骨,故每学淡食","勿饮浊酒","勿食生菜生米小豆陈臭物","勿食生肉"。

《千金翼方·养老大例》里说:"善养老者……非其食勿食,其食者,所谓猪豚、鸡、鱼、蒜、肉、菜……常宜轻清甜淡之物,大小麦面粳米等为佳。"

《素问·五脏生成篇》里说:"多食咸,则脉凝泣而变色。"

《千金翼方·养老大例》里说:"老人于四时之中,常宜温食,不得轻之。"

《养老食疗篇》里说:"乳酪酥蜜常宜温而食之,此大利益老年","不得食生硬黏滑等物。"

《养老奉亲书》里说:"唯酒不可多饮,不令下与如水团兼粽黏冷肥僻之物","饮食温软,不令太饱","炙煿煎炉之物,尤宜少食",认为牛乳"最宜老人,平补血脉,益心长肌肉,令人身体康强,润泽面目光悦志不衰","此物胜肉远矣"。

中医主张多食蔬菜水果:

《茹淡论》里说:"谷菽菜果,自然冲和之味,有食入补阴之功。"

《神农本草经》中,收集了许多既是药物又是食品的食用药物,如苡仁、大枣、芝麻、葡萄、蜂蜜、山药、核桃、龙眼、百合等,列为"上品",认为具有保健、延年益寿的功用。

《养老奉亲书·饮食调治》里说:"人若能知其食性,调而用之,则倍于药也。缘老人之性,皆厌于药而喜于食,以食治疾胜于用药,况老人之疾,慎于吐利,尤宜食以治之。凡老人有患,宜先以食治,食治未愈,然后命药,此养老人之大法。"

该书还认为,老年食养当与四时季节配合调节。春季,"其饮食之味,宜减酸益甘,以养脾气";夏季,"其饮食之味,宜减苦增辛,以养肺气";秋季,"其饮食之味,宜减辛增酸,以养肝气";冬季,"其饮食之味,宜减咸增苦,以养心气。"

老年食养要注意:

(1) 要吃好早餐,早晨不宜空腹外出,必须吃些食物。晚饭宜早、宜少,"须防滞胸膈"。

(2) 食宜缓。"美食须熟嚼,生食不粗吞。"

(3) 食宜少。善食而复节食,大饥勿大食,大渴勿大饮,黏硬难消化之物宜少,荤腥油腻之物宜少,后味香燥炙煿之物宜少,饮酒宜少。

(4) 食宜淡。淡食最宜人,五味各有所伤:咸多则伤心而凝血,酸多则伤脾,苦多则伤肺,辛多则伤肝,甘多则伤肾。"常学淡食","常宜轻清甜淡之物,大小麦面粳米等为佳。"

（5）食宜暖。"老人所以多疾者，皆由少时春夏取凉过多，饮食太冷。"食物温度不能太冷，也不能太热，以热不灼唇，冷不冻齿为度。

（6）食宜软。"老人之食，大抵宜温热熟软。"

六、药饵学派

药饵学派，是利用药物调理阴阳，补益脏腑，滋养心血，达到抗衰养老、延年益寿的目的。

中药种类名目繁多，用药原则为辨证施治，因性别、年龄、四时而用药有别，非一般人所能掌握，必要时可咨询专业医师。

附　录　中国传统养生歌诀选

一、《大藏经》论百病

【原文】

《大藏经》①曰:救灾解难,不如防之为易;疗疾治病,不如避之为吉。今人见左,不务防之而务救之,不务避之而务药之。譬之有君者不思励治以求安,有身者不能保养以全寿。是以圣人求福于未兆,绝祸于未萌。盖灾生于稍稍,病起于微微,人以小善无益而不为,以小恶无损而不改。孰知小善不积,大德不成;小恶不止,大祸立至。故太上特指心病要目百行,以为病者之鉴。人能静坐持照,察病有无,心病心医,治以心药,奚伺卢扁以瘳厥疾②?无使病积于中,倾溃莫遏,萧墙③祸起,恐非金石草木可攻。所为长年,因无病故,智者勉焉。

喜怒偏执是一病,亡义取利是一病。

好色坏德是一病,专心系爱④是一病。

憎欲无理是一病,纵贪蔽过是一病。

毁人自誉⑤是一病,擅变自可是一病。

轻口喜言是一病,快意逐非⑥是一病。

以智轻人是一病,乘权纵横是一病。

非人自是是一病，侮易孤寡是一病。

以力胜人是一病，威势自胁⑦是一病。

语欲胜人是一病，货不念偿⑧是一病。

曲人自直⑨是一病，以直伤人是一病。

与恶人交是一病，喜怒自伐是一病。

愚人自贤是一病，以功自矜⑩是一病。

诽议名贤是一病，以劳自怨是一病。

以虚为实是一病，喜说人过是一病。

以富骄人是一病，以贱讪贵是一病。

谗人求媚是一病，以德自显是一病。

以贵轻人是一病，以贫妒富是一病。

败人成功是一病，以私乱公是一病。

好自掩饰是一病，危人⑪自安是一病。

阴阳嫉妒是一病，激厉旁悖⑫是一病。

多憎少爱是一病，坚执争斗是一病。

推负著人⑬是一病，文拒钩锡⑭是一病。

持人长短是一病，假人自信⑮是一病。

施人望报是一病，无施责人⑯是一病。

与人追悔是一病，好自怨憎是一病。

好杀虫畜是一病，蛊道厌人⑰是一病。

毁訾⑱高才是一病，憎人胜己是一病。

毒药鸩饮是一病，心不平等是一病。

以贤喷嗃⑲是一病，追念旧恶是一病。

不受谏谕⑳是一病，内疏外亲是一病。

投书败人㉑是一病，笑愚痴人是一病。

烦苛轻躁㉒是一病,擿捶㉓无理是一病。

好自作正是一病,多疑少信是一病。

笑癫狂人是一病,蹲踞无礼是一病。

丑言恶语是一病,轻慢老少是一病。

恶态丑对是一病,了戾㉔自用是一病。

好喜嗜笑是一病,当权任性是一病。

诡谲谀谄是一病,嗜得怀诈㉕是一病。

两舌无信是一病,乘酒凶横是一病。

骂詈㉖风雨是一病,恶言好杀是一病。

教人堕胎是一病,干预人事是一病。

钻穴窥人是一病,不借怀怨是一病。

负债逃走是一病,背向异词㉗是一病。

喜抵捍戾㉘是一病,调戏必固是一病。

故迷误人是一病,探巢破卵是一病。

惊胎损形是一病,水火败伤是一病。

笑盲聋哑是一病,乱人嫁娶是一病。

教人擿捶是一病,教人作恶是一病。

含祸离爱是一病,唱祸道非是一病。

见货欲得是一病,强夺人物是一病。

此为百病也。人能一念,除此百病,日逐点检,使一病不作,绝无灾害、痛苦、烦恼、凶危。不唯自己保命延年,子孙百世永受其福矣。

【注释】

①《大藏经》:佛教典籍丛书。

② 奚:何,为何,如何。伺:等候,等待。卢扁:战国时期的卢医扁鹊。瘳(chōu):治愈。厥:其。

③ 萧墙:门屏,这里指内部的,潜在的。

④ 专心系爱:专门嗜好。

⑤ 毁人自誉:毁谤他人,夸耀自己。

⑥ 逐非:放纵不正当的行为。逐:顺从,放纵。

⑦ 威势自胁:在威势面前自己害怕。

⑧ 货不念偿:买进东西不给钱。

⑨ 曲人自直:认为他人心地不正而说自己正。

⑩ 自矜:自夸。

⑪ 危人:使别人处于危险境地。

⑫ 激厉:指言行率直,易于激动。旁悖:同"磅礴",这是指口气很大,好说大话。

⑬ 推负著人:把责任推给他人。

⑭ 文拒钩锡:作文章拒绝别人的修改。钩为正圆之器。锡同"赐",指赐教,指教。

⑮ 假人自信:认为别人的是假的而自己的是真的。

⑯ 无施责人:没有得到别人的施舍,就责怪人家。

⑰ 蛊道厌人:用迷惑人的方法来欺侮人。厌:通"压",欺凌,欺压。

⑱ 訾(zǐ):诋毁,诽谤。

⑲ 唝嗃(hǒng hè):欺诈,不诚实。

⑳ 不受谏谕:不接受劝告。

㉑ 投书败人:写匿名信诬告人。

㉒ 烦苛:烦法苛政。轻躁:轻佻,不稳重。

㉓ 擿(tī):揭发。捶:用拳头或棒槌敲打。

㉔ 了戾(lì):同"缭戾",指绞缠不能直伸。

㉕ 嗜得怀诈：特别想得到就想去诈骗。

㉖ 詈（lì）：骂，责备。

㉗ 背向异词：当面说一套，背后又说一套。

㉘ 抵：拜谒，投靠。捍戾：勇猛势力。捍：通"悍"，勇猛，强悍。

（摘自《医灵养生学》）

二、《大藏经》论百药

【原文】

《大藏经》曰：古之圣人，其为善也，无小而不崇；其于恶也，无微而不改。改恶崇善，是药饵也，录所谓百药以治之。

思无邪僻①是一药，行宽心和是一药。

动静有礼是一药，起居有度是一药。

近德远色是一药，清心寡欲是一药。

推分引义②是一药，不取非分③是一药。

虽憎犹爱是一药，心无嫉妒是一药。

教化愚顽是一药，谏正邪乱是一药。

戒敕④恶仆是一药，开导迷误是一药。

扶接老幼是一药，心无狡诈是一药。

拔祸济难是一药，常行方便是一药。

怜孤恤寡是一药，矜贫救厄是一药。

位高下士是一药，语言谦逊是一药。

不负宿债⑤是一药，愍慰笃信⑥是一药。

敬爱卑微是一药，语言端悫⑦是一药。

推直引曲⑧是一药，不争是非是一药。

逢侵不鄙⑨是一药，受辱能忍是一药。

扬善隐恶是一药，推好取丑是一药。

与多取少是一药，称叹贤良是一药。

见贤内省是一药，不自夸彰是一药。

推功引善是一药，不自伐善是一药。

不掩人功是一药，劳苦不恨是一药。

怀诚抱信是一药，覆蔽阴恶是一药。

崇尚胜己是一药，安贫自乐是一药。

不自尊大是一药，好成人功是一药。

不好阴谋是一药，得失不形是一药。

积德树恩是一药，生不骂詈是一药。

不评论人是一药，甜言美语是一药。

灾病自咎是一药，恶不归人是一药。

施不望报⑩是一药，不杀生命是一药。

心平气和是一药，不忌人美是一药。

心静意定是一药，不念旧恶是一药。

匡邪弼恶⑪是一药，听教伏善是一药。

忿怒能制是一药，不干求人是一药。

无思无虑是一药，尊奉高年是一药。

对人恭肃是一药，内修孝悌⑫是一药。

恬静守分是一药，和悦妻孥⑬是一药。

以食饮人是一药，助修善事是一药。

乐天知命是一药，远嫌避疑是一药。

宽舒大度是一药，敬信经典是一药。

息心抱道是一药，为善不倦是一药。

济度贫穷是一药，舍药救疾是一药。

信礼神佛是一药,知机知足是一药。

清闲无欲是一药,仁慈谦让是一药。

好生恶杀是一药,不宝厚藏是一药。

不犯禁忌是一药,节俭守中是一药。

谦己下人是一药,随事不慢是一药。

喜谈人德是一药,不造妄语是一药。

贵能援人是一药,富能救人是一药。

不尚争斗是一药,不淫妓青是一药。

不生奸盗是一药,不怀咒厌⑭是一药。

不乐词讼⑮是一药,扶老挈幼是一药。

【注释】

① 邪僻:邪恶不正。

② 推分:守分自安。引义:持守道义。

③ 非分:不守本分,不安分。

④ 戒敕(chì):告诫。

⑤ 不负宿债:不背旧债。

⑥ 愍(mǐn):同"悯",怜悯之心。笃信:诚朴,守信义。

⑦ 端悫(què):端正诚实。

⑧ 推直引曲:推崇正直的品德,使曲情伸直。

⑨ 逢侵不鄙:遇到侵害不卑下。

⑩ 施不望报:施舍不望报答。

⑪ 匡邪弼恶:纠正、辅正邪恶。匡:纠正。弼:辅正。

⑫ 孝悌:孝顺父母,敬爱兄弟。

⑬ 妻孥:妻与子的合称。

⑭ 咒厌:咒生厌世。

⑮ 词讼：言词争讼，诉讼。

（摘自《医灵养生学》）

三、孙真人卫生歌　[唐]孙思邈

天地之间人为贵，头像天兮足像地。
父母遗体能宝之，洪范五福寿为最。
卫生切要知三戒，大怒大欲并大醉。
三者若还有一焉，须防损失真元气。
欲求长生先戒性，火不出兮心自定。
木还去火不成灰，人能戒性还延命。
贪欲无穷忘却精，用心不已失元神。
劳形散尽中和气，更仗何因保此身。
心若太费费则劳，形若太劳劳则怯。
神若太伤伤则虚，气若太损损则绝。
世人欲知卫生道，喜乐有常嗔怒少。
心诚意正思虑除，顺理修身去烦恼。
春嘘明目夏呵心，秋嘶冬吹肺肾宁。
四季长呼脾化食，三焦嘻却热难停。
发宜多梳气宜炼，齿宜数叩津宜咽。
子欲不死修昆仑，双手揩摩常在面。
春月少酸宜食甘，冬月宜苦不宜咸。
夏月增辛聊减苦，秋来辛减少加酸。
季月大咸甘略戒，自然五脏保平安。
若能全减身康健，滋味能调少病难。
春寒莫著绵衣薄，夏月汗多须换著。

秋冬觉冷渐加添，莫待病生才服药。
唯有夏月难调理，伏阴在内忌冰水。
瓜桃生冷宜少餐，免至秋冬成疟痢。
身旺肾衰色宜避，养肾固精当节制。
常令肾实不空虚，日食须知忌油腻。
太饱伤神饥伤胃，太渴伤血多伤气。
饥餐渴饮莫太过，免至膨脝损心肺。
醉后强饮饱强食，去此二者不生疾。
人资饮食以养生，去其甚者自安逸。
食后徐行百步多，手摩脐腹食消磨。
夜半灵根灌清水，丹田浊气切须呵。
饮酒可以陶情性，剧饮过多防百病。
肺为华盖倘受伤，咳嗽劳神多损命。
慎勿将盐去点茶，分明引贼入人家。
下焦虚冷令人瘦，伤肾伤脾防病加。
坐卧防风吹脑后，脑内受风人不寿。
更兼醉饱卧风中，风入五内成灾咎。
雁有序兮犬有义，黑鲤朝北知臣礼。
人无礼仪反食之，天地鬼神俱不喜。
养体须当节五辛，五辛不节反伤身。
莫教引动虚阳发，精竭容枯百病侵。
不问在家并在外，若遇迅雷风雨大。
急宜端肃畏天威，静坐澄心须谨戒。
恩爱牵缠不自由，利名萦绊几时休。
放宽些子留余福，免致中年早白头。

顶天立地非容易,饱食暖衣宁不愧。

思量难报罔极恩,朝夕焚香拜天地。

身要寿永事如何,胸次平夷积善多。

惜命惜身兼惜气,请君熟玩卫生歌。

（摘自《遵生八笺·清修妙论笺》）

四、孙真人铭　[唐]孙思邈

怒甚偏伤气,思多太损神。

神疲心易役,气弱病相萦。

勿使悲欢极,当令饮食均。

再三防夜醉,第一戒晨嗔。

亥寝鸣云鼓,晨兴嗽玉津。

妖神难犯己,精气自全身。

若要无诸病,常当节五辛。

安神宜悦乐,惜气保和纯。

寿夭休论命,修行本在人。

若能遵此理,平地可朝真。

（摘自《遵生八笺·清修妙论笺》）

五、真西山先生卫生歌（节选）　[宋]真德秀

万物惟人为最贵,百岁光阴如旅寄。

自非留意修养中,未免病苦为心累。

何必餐霞饵大药,妄意延龄等龟鹤。

但于饮食嗜欲间,去其甚者即安乐。

食后徐徐行百步,两手摩胁并腹肚。

须臾转手摩肾堂,谓之运动水与土。

仰面仍呵三四呵,自然食毒气消磨。

醉眠饱卧俱无益,渴饮饥餐犹戒多。

食不欲粗并欲速,宁可少餐相接续。

若教一饱顿充肠,损气损脾非是福。

生食黏腻筋韧物,自死禽兽勿可食。

馒头闭气不相和,生冷偏招脾胃疾。

鲊酱胎卵兼油腻,陈臭腌藏皆阴类。

老年切莫喜食之,是借寇兵无以异。

五味偏多不益人,恐随肺腑成殃咎。

视听行藏不必久,五劳七伤从此有。

四肢亦欲当小劳,譬如户枢终不朽。

(摘自《遵生八笺·清修妙论笺》)

六、真人养生铭 [唐]孙思邈

人欲劳于形,百病不能成。

饮酒勿大醉,诸疾自不生。

食了行百步,数以手摩肚。

寅丑日剪甲,头发梳百度。

饱即立小便,饥即坐漩溺。

行处勿当风,居止无小隙。

常夜濯足卧,饱食终无益。

思虑最伤神,喜怒最伤气。

毋去鼻中毛,常习不唾地。

平明欲起时,下床先左脚。

一日无灾殃，去邪兼避恶。

如能七星步，令人长寿乐。

酸味伤于筋，苦味伤于骨。

甘即不益肉，辛多败正气。

咸多促人寿，不得偏耽嗜。

春夏少施泄，秋冬固阳事。

独卧是守真，慎静最为贵。

钱财生有分，知足将为利。

强知是大患，少欲终无祟。

神静自常安，修道宜终始。

书之壁屋中，将以传君子。

（摘自《修真秘要》）

七、摄养诗　［明］龚廷贤

惜气存精更养神，少思寡欲勿劳心。

食惟半饱无兼味，酒止三分莫过频。

每把戏言多取笑，常含乐意莫生嗔。

炎凉变诈都休问，任我逍遥过百春。

（摘自《养寿诗歌·延寿法》）

八、延年良箴（节选）　［明］龚廷贤

四时顺摄，晨昏护持，可以延年。

物来顺应，事过心宁，可以延年。

人我两忘，勿竞炎热，可以延年。

口勿妄言，意勿妄想，可以延年。

勿为无益,当慎有损,可以延年。

行住量力,勿为形劳,可以延年。

坐卧顺时,勿令身怠,可以延年。

悲哀喜乐,勿令过情,可以延年。

爱憎得失,揆之以义,可以延年。

寒暖适体,勿侈华艳,可以延年。

动止有常,言谈有节,可以延年。

呼吸清和,安神闺房,可以延年。

诗书悦心,山林逸兴,可以延年。

儿孙孝养,僮仆顺承,可以延年。

身心安逸,四大闲散,可以延年。

（摘自《寿世保元》）

九、坐忘铭（节选） ［宋］王重阳

常默元气不伤,少思慧烛内光。

不怒百神和畅,不恼心地清凉。

不求无谄无媚,不执可圆可方。

不贪便是富贵,不苟何惧公堂。

味绝灵泉自降,气定真息自长。

（摘自《医灵养生学》）

十、卫生诗 ［宋］郭伯康

自身有病自心知,心病还将心药医。

心境静时身亦静,心躁却是病生时。

（摘自《养寿诗歌·慎疾病》）

十一、百病吟　[宋]邵雍

百病起于情，情轻病亦轻。

可能无系累，却是有依凭。

秋月千山静，春华万木荣。

若论真事业，人力莫经营。

（摘自《养寿诗歌·慎疾病》）

十二、卫生歌　[宋]真德秀

欲求长生先戒性，火不出兮神自定。

木若去火不成灰，人能戒性还延命。

（摘自《养生诗歌·戒忿怒》）

十三、自觉　[唐]白居易

四十未为老，忧伤早衰恶。

前岁二毛生，今年一齿落。

形骸日损耗，心事同萧索。

夜寝与朝餐，其间味亦薄。

同岁崔舍人，容光方灼灼。

始知年与貌，盛衰随忧乐。

畏老老转逼，忧病病弥缚。

不畏复不忧，是除老病药。

（摘自《养寿诗歌·寡忧虑》）

十四、却病歌 [清]石天基

人或生来气血弱，不会快乐疾病作。

病一作，心要乐，心一乐，病都却。

心病还将心药医，心不快乐空服药。

且来唱我快活歌，便是长生不老药。

（摘自《中国养生说辑览·养生诗歌》）

十五、八段锦法

闭目冥心坐，握固静思神。

叩齿三十六，两手抱昆仑。

左右鸣天鼓，二十四度闻。

微摆撼天柱，赤龙搅水津。

漱津三十六，神水满口匀。

一口分三咽，龙行虎自奔。

闭气搓手热，背摩后精门。

尽此一口气，想火烧脐轮。

左右辘轳转，两脚放舒伸。

叉手双虚托，低头攀足频。

以候逆水上，再漱再吞津。

如此三度毕，神水九次吞。

咽下汩汩响，百脉自调匀。

河车搬运讫，发火遍烧身。

邪魔不敢近，梦寐不能昏。

寒暑不能入，灾病不能迍。

子后午前作,造化合乾坤。

循环次第转,八卦是良因。

（摘自《颐身集·修龄要旨》）

十六、醒世咏　[明]憨山大师

红尘白浪两茫茫,忍辱柔和是妙方。

到处随缘延岁月,终身安分度时光。

休将自己心田昧,莫把他人过失扬。

谨慎应酬无懊恼,耐烦做事好商量。

从来硬弩弦先断,每见钢刀口易伤。

惹祸只因搬口舌,招愆多为黑心肠。

是非不必争人我,彼此何必论短长。

世界由来多缺陷,幼躯焉得免无常。

吃些亏处原无碍,退让三分也无妨。

春日才见杨柳绿,秋风又见菊花黄。

荣华终是三更梦,富贵还同九月霜。

老病生死谁替得,酸甜苦辣自承当。

人从巧计夸伶俐,天自从容定主张。

谄曲贪嗔坠地狱,公平正直即天堂。

麝因香重身先死,蚕为丝多命早亡。

一剂养神平胃散,两盅和气二陈汤。

悲欢离合朝朝闹,富贵穷通日日忙。

生前枉费心千万,死后空留手一双。

休得争强来斗胜,百年浑是戏一场。

顷刻一声锣鼓歇,不知何处是家乡。

主 要 参 考 文 献

1. 张宏恩、吴宝川,《中庸养长寿》,北京:北京艺术与科学电子出版社,2008 年。
2. 李聪甫等,《传统老年医学》,长沙:湖南科学技术出版社,1986 年。
3. 高鹤亭等,《中国医用气功学》,北京:人民卫生出版社,1989 年。
4. 南京中医学院,《中医学概论》,北京:人民卫生出版社,1958 年。
5. 陈灏珠等,《实用内科学》(第 12 版),北京:人民卫生出版社,2005 年。
6. 叶任高、陆再英等,《内科学》(第 5 版),北京:人民卫生出版社,2002 年。
7. 黄有歧等,《神经病学》(第 3 版),北京:人民卫生出版社,1996 年。
8. 沈渔邨等,《精神病学》(第 4 版),北京:人民卫生出版社,1997 年。
9. 王笑中、焦守信,《神经系统疾病征候学》,北京:人民卫生出版社,1979 年。
10. 上海第一医学院,《人体生理学》,北京:人民卫生出版社,1979 年。
11. 江启元,《胚胎学》(第 2 版),北京:人民卫生出版社,1964 年。
12. 郑思竞,《人体解剖学》(第 2 版),北京:人民卫生出版社,1983 年。
13. 周自永等,《新编常用药物手册》(第 2 版),北京:金盾出版社,1997 年。
14. 赵锋仓、景蕴华,《冠状动脉循环与临床》,西安:陕西科学技术出版社,2011 年。
15.《大学》(曾参著)、《中庸》(子思著),西安:陕西旅游出版社,

2004 年。

16. 远志明,《老子原文与译文》,台北:宇宙光出版社,1999 年。

17. 《四书读本》,台湾:智扬出版社,2002 年。

18. 于丹,《于丹〈论语〉心得》,北京:中华书局,2007 年。

19. 《圣经》,香港:香港圣经公会,1992 年。

20. 许名奎、吴亮著,杨文平、沈尚培译,《劝忍百箴·忍经白话读本》,北京:中国华侨出版公司,1991 年。

21. 顾汉勇,《医灵养生学》(第 2 版),北京:中医古籍出版社,2002 年。

22. 杨菊贤 等,《实用心身疾病学》,乌鲁木齐:新疆科技出版社,1992 年。

23. 刘爱珍,《美式静坐法》,载《世界周刊》2003 年 8 月 17 日。

24. 张宏恩、吴宝川等,《老年生活中的 1000 个怎么办·疾病防治篇》,杭州:浙江科学技术出版社,1993 年。

25. 洪昭光等,《健康快车》,北京:北京出版社,2003 年。

26. 杜旭,《健康长寿 300 题》,西安:陕西人民出版社,1993 年。

27. 马国福,《八度幸福》,载《读者》2006 年第 21 期。

28. 刘宇婷编译,《生活不需要假如》,载《读者》2006 年第 24 期。

29. (美)马尔兹,黎明、童莹译,《活着不是为了痛苦》,上海:上海文化出版社,1988 年。

30. M. Friedman, "Type A Behavior: The Poorly Recognized and Rarely Treated Major Coronary Risk Factor," *San Francisco Medicine*, Vol. 74, No. 2, 2001.

31. R. H. Rosenman, R. I. Brand, D. Jenkins, M. Friedman, R. Straus, M. Wurm, "Coronary Heart Disease in Western Collaborative Group Study, Final Follow-up Experience of 8 1/2 Years," *Journal of the American Medical Association*, Vol. 233, No. 7, pp. 872 – 877, August 1975.

32. H. Benson and M. Z. Klipper, *The Relaxation Response*, New York, NY: HaperCollins Publishers, Inc., 2000.

33. B. S. Siegel, *Love, Medicine and Miracles: Lessons Learned about Self-Healing from a Surgeon's Experience with Exceptional Patients*, New York, NY: HaperCollins Publishers, Inc. , 1998.

34. V. Davich, 8 *Minute Mediation: Quiet Your Mind. Change Your Life*, New York, NY: The Berkley Publishing Group, 2004.

35. E. R. Miller, III, R. Pastor-Barriuso, D. Dalal, R. A. Riemersma, L. J. Appel, and E. Guallar, "Meta-Analysis: High-Dosage Vitamin E Supplementation May Increase All-Cause Mortality", *Annals of Internal Medicine*, Vol. 142, pp. 37 – 46, January 2005.

36. M. Desvarieux, R. T. Demmer, T. Rundek, B. Boden-Albala, D. R. Jacobs, Jr. , P. N. Papapanou, and R. L. Sacco, "Relationship between Periodontal Disease, Tooth Loss, and Carotid Artery Plaque: The Oral Infections and Vascular Disease Epidemiology Study," *Stroke*, Vol. 34, pp. 2120 – 2125, September 2003.

37. U. S. Department of Health and Human Services, *Oral Health in America: A Report of the Surgeon General-Executive Summary*, Rockville, MD: U. S. Department of Health and Human Services, National Institute of Dental and Craniofacial Research, National Institute of Health, 2000.

38. C. Zhang, S. Li, L. Yang, P. Huang, W. Li, S. Wang, G. Zhao, M. Zhang, X. Pang, Z. Yan, Y. Liu, and L. Zhao, "Structural Modulation of Gut Microbiota in Life-Long Calorie-Restricted Mice," *Nature Communications*, 4:2163, July 2013.

39. G. Lepousez, A. Nissant, A. K. Bryant, G. Gheusi, C. A. Greer, and P. -M. Lledo, "Olfactory Learning Promotes Input-Specific Synaptic Plasticity in Adult-Born Neurons,"

Proceedings of the National Academy of Sciences of the United States of America，Vol. 111，September 2014.

40. X. Sun，Y. Wu，M. Gu，Z. Liu，Y. Ma，J. Li，and Y. Zhang，"Selective Filtering Defect at the Axon Initial Segment in Alzheimer's Disease Mouse Models," *Proceedings of the National Academy of Sciences of the United States of America*，Vol. 111，September 2014.

后　记

　　中国传统医学养生学始自先秦时期，历经秦汉、魏晋、唐宋、元明清等朝的发展，内容非常丰富。现代医学亦愈来愈重视精神心理与健康的关系。我们先后四次在美国期间，注意到各种媒体用相当多的篇幅报道心身医学及行为医学的研究成果，并介绍中国传统医学有关养生的知识，愈来愈多的美国民众采用"放松"、"静坐"等方式作为健身方法，这些本来源自于中国传统医学，我们为什么不弘扬，这就促使我们撰写了《中庸养长寿》一书（北京艺术与科学电子出版社2008年出版）。在此基础上，我们以更丰富的内容和更宽广的视角撰写《中庸的医学道理及实践》，力图将中国传统医学养生学与现代医学融为一体，并把我们数十年的医学教学、临床诊疗的亲身体验汇入其中。我们衷心感谢享受国务院特殊津贴的文章学专家程福宁教授对这本书热情支持并赐墨作序。撰写过程中，我们的女儿张燕文积极帮助收集资料，儿子张燕武对全书构架提出有益的建议，并在检索、翻译、校核等环节大力协助，让我们颇感欣慰。

　　我们感谢上海交通大学出版社对这本书出版的支持，感谢编审吴芸茜博士、编辑姬雪萍以及同事们热情的帮助和细致的工作。

张宏恩　吴宝川

2011年12月